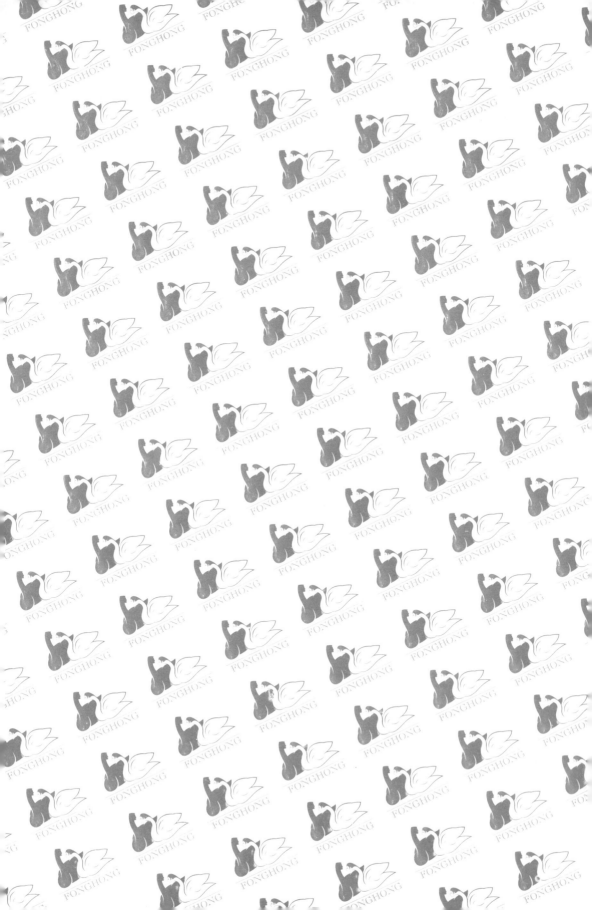

120医生答
120问

贾大成／著

天津出版传媒集团

天津科学技术出版社

图书在版编目（CIP）数据

120医生答120问 / 贾大成著. -- 天津：天津科学
技术出版社，2020.9

ISBN 978-7-5576-7183-9

Ⅰ. ①1… Ⅱ. ①贾… Ⅲ. ①急救—问题解答 Ⅳ.
①R459.7-44

中国版本图书馆CIP数据核字（2019）第255528号

120医生答120问

120 YISHENG DA 120 WEN

责任编辑：孟祥刚　刘丽燕

责任印制：兰　毅

出　　版：天津出版传媒集团
　　　　　天津科学技术出版社

地　　址：天津市西康路35号

邮　　编：300051

电　　话：（022）23332490

网　　址：www.tjkjcbs.com.cn

发　　行：新华书店经销

印　　刷：三河市金元印装有限公司

开本 700×1000　1/16　印张19　字数261 000

2020年9月第1版第1次印刷

定价：49.80元

老牛亦解韶光贵，
不等扬鞭自奋蹄

如果从头算起，至今我已经跟医学打交道 53 年了，并有幸在北京急救中心这个英雄的群体中工作了 30 年，可以说我把一生都交给了中国的急救医疗事业。

在北京急救中心工作的 30 年中，我始终坚持在急救工作第一线，领导一直安排我抢救最危重的病人，这使得我积累了大量宝贵信息和经验。我于 1992 年率先主张并参与了急性心肌梗死的院前就地静脉内溶栓救治，这种救治方法大大提高了抢救成功率，降低了并发症与猝死率；随后我在国内率先使用院前同步电转复抢救快速心律失常患者，这大大提高了快速心律失常的抢救成功率和安全性。这两种治疗方法，当时在国内院前急救工作中都是绝无仅有的。

1994 年，领导让我编写了北京急救中心的第一本《北京急救中心院前急救常规》，它成为北京市院前急救工作的标准和规范，受到医护人员的欢迎，甚至至今仍有人向我索要这本小册子。

我于 1983 年调入北京市红十字急救站（北京急救中心的前身），当时对我触动最大的是，我们经常是一接到指令立即登上救护车飞速赶到现场，却

1

发现病人已经离开了这个世界。当有人发生心脏骤停，如果不马上进行现场抢救，4～6分钟后脑组织就会受到不可逆的永久性损害，超过10分钟就会发生脑死亡而无可挽救。此外，急性左心衰、休克、重症哮喘等疾病以及各种严重意外伤害，如果不及时抢救，病情可迅速加重，甚至危及生命。而出于各种原因，急救人员往往无法在短时间内赶到病人身边。因此，我一直有这么一个心愿：把一些院前急救的基础知识教给老百姓，让人们在救护车到来之前采取切实可行的自救/救助措施，为急救医生的抢救赢得时间、创造条件。

大约在1986年，中国红十字总会找到我们领导，希望能派人对中国民航总局的几十名空勤和地勤人员进行急救培训，于是我和我们科的一位韩大夫被派去，对民航总局员工进行了为期6天的封闭式培训。这次培训是中国红十字系统自改革开放以来的第一次培训，从此拉开了中国红十字系统急救培训的序幕。

随后，我们又受到北京市红十字会的邀请，做了大量的急救培训，并培养出一大批急救培训师，后来这些培训师有的又到了中国红十字总会，为全国各省市的红十字会培养出大量的培训人员。这30多年来，仅全国各地的红十字会就培训了成千上万的急救员，其中有不少急救员成功地救助过伤患，把他们从鬼门关前拉了回来。

除了个人，企业的急救意识也在一点点提高。我还记得，也是在20世纪80年代，北京化工二厂医务室也曾找我们做培训。化工厂是高危行业，他们明确提出，一旦发生事故，希望能让一线的工作人员在救护车到来之前第一时间采取正确的自救互救措施。从这一点来说，这是个对员工负责的好工厂！

北京大宝化妆品有限公司早在20世纪90年代中期就有了AED（自动体外除颤器），医务室一位年轻的女医生曾几次请我去给他们的员工做心肺复苏徒手操作和AED使用的培训。当时我很奇怪，AED在当时还很少有人认识，他们怎么会有？女医生告诉我，他们公司是中美合资的，这台设备是美国老板从美国带来的。当时我就想，中国的工厂、机关、学校何年何月才能配备AED呢？

我本人和AED的缘分也和美国人有关。大约在1992年，美国人赠送给我们科一台AED，我和我们科的一些医生因此就了解和使用过AED了。这样说来，我可以算是中国最早使用过AED的人之一，我又是最早推广AED的人（1992年），还是最早随身携带AED的人（2005年）。同时，我也是最早为普通人开展急救培训的人，至今我坚持了34年。

有朋友对我说："您这么大岁数了，还每次出门都带着AED，怪沉的，哪儿那么巧，心脏骤停的病人就让您赶上了？"

我说："确实是，我已经随身携带好几年AED了，还真没遇到过心脏骤停的病人。但如果我哪天遇到了心脏骤停的病人，却因为我没带AED而没能救活他，我会后悔死。我随身携带AED，不仅是为了救人，更是为了传播新的急救理念，为了AED的推广使用。"

2019年，我应邀到长沙参加中国医师协会健康传播工作委员会召开的大会，这次大会有2000多名医务工作者参加，我发言的时候也一直带着AED。会后不少朋友都对我说："您这么大年纪，还随身携带AED，感动了所有人。"

在我的影响和带动下，北京已经有10多个人也开始随身携带AED，听说其他一些城市也有人在这么做了，南京已经有人用自己随身携带的AED救活过心脏骤停的病人了。但是我真心希望能有一天，在我们中国，人人学会CPR（心肺复苏），处处安装AED。到那时，就不需要我这70多岁的人再随身携带AED了。

30多年来，我经常应邀到各地电视台制作急救节目，也出了十几本书，有急救医学专业书籍，也有急救普及读物，如《120医生教您学急救》《救护车到来前，你能做什么？》《急救，比医生快一步》等。近10年来，新媒体的发展极为迅速，为医学科普提供了更广阔的平台，可以让更多朋友更加方便地了解更多知识。于是我又成为新浪微博、今日头条、网易、搜狐、腾讯、百度等多家网站、新媒体的签约作者，在各种新媒体上发表过图文、视频等 10 万多条。

根据我这些年的所见所闻，以及网友们经常提出的问题，我编写了这本《120 医生答 120 问》，愿这本书在你遇到紧急情况时，能给你带去切实有效的帮助。

为了我们的亲人、朋友，乃至我们身边的陌生人，希望更多的朋友能够树立急救意识，学会一些基本的急救知识、急救技能，以备不时之需。

世间最重要的是生命，生命中最重要的是健康、快乐！

祝你健康、快乐！

贾大成

2020年4月

目录

1

猝死、休克、昏迷：
不止心肺复苏这么简单

2

心血管病：
最重要的是辨清症状

3

脑血管病：
院前急救做好，或可扭转局面

4

家庭意外：
事发一招救命，功夫下在平时

5

食物中毒：
吃出来的病，吐出来就可以了吗？

6

户外遇险：
出门在外，小心小心再小心

7

儿童急救：
父母最应该掌握的急救方法

8

自然灾害和安全事故：
我命由我不由天

1

猝死、休克、昏迷：
不止心肺复苏这么简单

001

胸痛、心慌、呼吸困难，
是猝死发生的征兆吗?

一对小夫妇出去玩了一周，这期间也给家里打过电话，但一直打不通。当时还以为电话出了问题，也就没着急。

旅行结束后回到家，打开大门一看，老母亲和1岁多的女儿均已不幸离世！夫妻两人震惊万分，差点昏过去。

后经过调查，警方排除了凶杀的可能性。

有媒体采访小区物业办工作人员时对方表示，老人估计是因突发疾病死亡，脑出血或心梗之类的。虽然具体死因还不明确，但很可能老人发病后在短短的几分钟内人就没了，也就是"猝死"。小宝宝才1岁多，无人照看，最终也不幸去世。

那么，猝死究竟是怎么回事?

猝死，是指患者在发病后6小时内发生突然、意外、自然的死亡。猝死占总死亡的15% ~ 20%。

猝死可分为两大类：心源性猝死和非心源性猝死。心源性猝死就是由心脏病引起的猝死，一般患者会在发病后1小时内死亡。一般来说，引起心源性猝死的心脏疾病有两类：一类是冠心病，其中急性心肌梗死是导致猝死的第一原因，占心源性猝死总数的80% ~ 90%；另一类是除冠心病以外的各种心脏病，如心肌炎、心肌病、心脏瓣膜病、主动脉夹层动脉瘤、先天性与获得性 Q-T 综合征、Brugada 综合征等。

非心源性猝死，也称非心脏性猝死，指心脏问题以外的各种原因导致的突然死亡，占猝死总数的 10%～20%。

猝死虽然来得突然，让人猝不及防，但是有一些猝死发生前是有征兆的。只不过，身体发出的预警信号，很多人并没有把它当回事。

我们目睹过许多这样的悲剧——病人已经多日身体不适，却没有引起重视，总以为扛一扛就过去了，最终却发生了猝死。家里人也因没有及时关心而追悔莫及。

猝死可以发生在任何场合、任何时间、任何人的身上，包括表面健康或病情基本稳定的患者。

医学研究证明，常温下，大脑缺氧 4～6 分钟，就可造成不可逆的永久性损害，即使抢救过来也有可能留下后遗症，如成为植物人。如能在发病后的第一时间对患者实施心肺复苏等急救措施，就有可能挽救一条宝贵的生命。

下面汇总了猝死发生前可能出现的症状及对应的疾病，遇到这些情况，你必须提高警惕，提防猝死的发生。

胸痛 可见于急性心肌梗死，这是最危险、最多见的情况。另外，肺梗死、主动脉夹层等疾病，虽然发生率没有急性心肌梗死高，但一旦发病比急性心梗更凶险。其实，许多疾病都会有胸痛的症状，但是发生胸痛首先要想到会不会是心脏病，要有这方面的意识。

呼吸困难 可见于急性左心衰、重症哮喘、气胸、气道异物梗阻等，可能会迅速危及生命。

心慌 可见于室上性心动过速，患者心率突然加快，尤其是超过 140 次 / 分钟，发作时间稍长可导致头晕、晕厥、心绞痛、急性左心衰竭、血压下降，甚至休克。当发生急性心梗时，如果心率突然超过 120 次 / 分钟，可能是室性心动过速，预示着随时可能发生室颤（80% 以上的心脏骤停，在发病后的数分钟内都会出现室颤）。另外，严重的心脏房室传导阻滞也会引起心慌，如果患者心率减慢至 40 次 / 分钟以下，也有可能发生猝死。

剧烈头痛 平日有高血压病的患者突然剧烈头痛，甚至恶心、呕吐，可能是将要发生或已经发生了急性脑血管病。

昏迷 可见于各种原因引起的心脏骤停、急性脑血管病、颅脑损伤、低血糖症、肝性脑病、尿毒症昏迷等以及各种急性中毒等。

抽搐 可能是癫痫大发作、癔症、小儿高热惊厥、各种原因引起的短暂性脑缺血等的症状，也可见于心脏骤停发生的瞬间。

急性腹痛 可见于急性出血性坏死型胰腺炎、急性化脓性胆囊炎、宫外孕破裂等；上腹痛还可见于急性心肌梗死、腹主动脉夹层等，这些情况均可发生心脏骤停。

窒息 可见于气道异物阻塞、喉头水肿、颌面部及颈部损伤、吸入性损伤等，因缺氧可能出现呼吸心跳停止。

血压急剧增高或下降 血压急剧增高，可能是急性脑血管病，急性左心衰等引起的；急剧下降，应考虑可能发生了休克。

呕血（消化道出血）、咯血（呼吸道出血） 可因出血而导致休克或窒息，继而危及生命。

突然发生头晕，眩晕（感觉周围景物旋转或自身旋转） 可见于急性脑血管病等。

其他情况还有各种急性中毒、溺水、触电等。

对于心脏骤停，在刚开始的 4 分钟内对患者进行有效的心肺复苏，对抢救生命至关重要，这也是强调人人都要学习急救知识的意义。

就我们开头提到的这场悲剧来说，我们应从中汲取什么教训呢？

首先，年轻人因外出而将低龄儿童交给老人照看后，一定要与老人多联系，了解情况。还要委托邻居或者居委会、物业人员常去看一看，如果有亲戚朋友在附近居住的，也可委托他们帮忙。

其次，可以考虑在家安装智能监控看护系统，以便能随时随地察看家中老人和幼儿的状况。这类系统一般有一键紧急报警、一键通知家人的功能。

此外，定期带老人体检。要经常关心老人的身体状况，有任何不适，都应安排老人及时就医，不要把小病拖成大病，甚至危及生命，后悔终生！

002

长跑时出现"极点"，靠忍耐能撑过去吗?

孙先生所在城市举办马拉松比赛，他积极报名参加。尽管以前没参加过马拉松比赛，但他认为自己平日里经常锻炼跑步，对完成赛事还是比较有信心的。

到了比赛那一天，真的跑起来，孙先生觉得有些吃力，但他心想，不管怎样都要坚持下来。眼看终点近在眼前，孙先生一个冲刺，没想到眼前一黑，仰面倒在地上，脸色苍白，冒出冷汗。医护人员检查发现，孙先生的呼吸心跳都已停止。

医护人员赶忙拿来 AED，经过胸外心脏按压、心脏电击，孙先生苏醒过来，送到医院后转危为安。

运动性猝死发生率较低，但由于发生在人群聚集的赛场，影响较大。

距离终点不远发生的猝死，多半是由选手加速造成。这也是马拉松比赛中容易出危险的几个阶段之一。庆幸的是，这位跑友经过现场急救，成功脱险。

马拉松这项运动具有高负荷、大强度、长距离、高风险的特点，所以对参与人员的身体素质有较高的要求。有各种心脏病、高血压病、糖尿病的人和感冒、肥胖、年龄过大的人，都不宜参加马拉松比赛。

很多人在长跑过程中都会出现运动"极点"现象：感觉身体极其难受、心率增快、胸闷、呼吸困难、有窒息感、头晕眼花、面色苍白、出冷汗、全身无力、恶心、呕吐等。在马拉松比赛中，通常跑到 30～35 千米处时，"极点"出现的概率比较高。"极点"不是"极限"，受过专业训练的选手很容易挺过去，但不经常参加长跑的人，"极点"现象出现得早，持续时间长，反应强烈，容易在"极点"发生意外。

产生"极点"的原因是：运动员在高速奔跑的状态下，体能消耗过大，内脏器官的活动无法满足肌肉活动的需要，不能及时地把氧输送给肌肉并带走大量二氧化碳、乳酸等代谢物，造成运动员呼吸加快、心率急剧增加，血压升高，导致呼吸循环系统失调。

出现"极点"现象时，不要完全停止运动，要适当放慢速度，始终保持运动状态，哪怕保持原地慢跑都可以，这一点很重要。同时，注意控制呼吸频率，并增加呼吸深度，延缓呼气，这些都有助于快速消除"极点"现象或缩短它的持续时间。等到身体的不适感消失后，再决定是否要加快速度。

003

心脏骤停时为什么要除颤？AED是怎样除颤的？

要想搞清楚 AED 是怎么回事，得先说一说什么是室颤。

室颤，是室性纤维颤动的简称，指心室肌快速而微弱地收缩或不协调地快速乱颤，使得心脏失去了正常的收缩与舒张功能，不能把血排出心脏，同时心音、脉搏和血压消失，心、脑等所有组织器官的血流灌注完全中断。用一句话来概括就是：室颤是可导致心脏骤停的致命性心律失常。

80% 以上的心脏骤停的人，在发病 3 ~ 5 分钟内最常见的心电图表现就是室颤，而抢救室颤唯一有效的方法就是心脏电击除颤。除颤越早，成功率越高，如能在 1 分钟内完成除颤，成功率可达到 90%，每延误 1 分钟，成功率就下降 10%。可见，能及时完成除颤是救命的关键。

AED，即 Automated External Defibrillator 的首字母缩写，中文名叫自动体外除颤器，是一种专门为非医务人员研制的急救设备，体积小、重量轻，便于携带、操作简单、使用安全。

简单地说，使用 AED 可以及时消除室颤，使心脏的窦房结重新开始工作，从而使心跳恢复。

AED 的使用，只需简单培训即可掌握。其实，学习操作 AED，比学习徒手操作心肺复苏更为简单。

　　不同品牌、型号的 AED，使用方法大同小异，开机后按照语音提示操作即可。基本步骤如下。

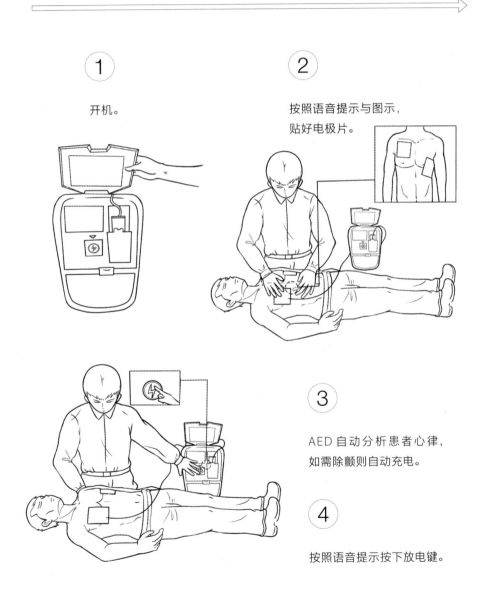

① 开机。

② 按照语音提示与图示，贴好电极片。

③ AED 自动分析患者心律，如需除颤则自动充电。

④ 按照语音提示按下放电键。

实际上，施救者只需完成第 1、2、4 三步操作。

使用时，AED 会自动分析心律，如果是正常心律或心电图已经呈一直线，也就是说，AED "发现" 患者不是室颤，就不会充电，当然也就无法放电。因此它对于患者和施救者都是十分安全的。

目前，一些国家每 10 万人口安装 AED 的数量为：

荷兰：596 台；日本：555 台；奥地利：554 台；挪威：378 台；美国：317 台；丹麦：311 台；澳大利亚：44.5 台；英国：25.6 台；德国：17.6 台。

对现在的国人来说，AED 不仅是急救设备，更是一种新的急救理念！只有在全民普及心肺复苏徒手操作的基础上，大力推广 AED 的安装、使用，才能大幅度提高我国心肺复苏成功率。

心肺复苏的普及率和成功率以及 AED 的安装率和使用率的高低，不仅标志着一个国家的医学发展水平，也标志着这个国家的经济发达程度、城市管理水平、社会协调能力、政府对民生的重视程度以及全体国民素质的高低等，已经成为一个国家、一个民族、一个城市，乃至一个单位的现代文明程度的标志之一。

004

要救的是大脑不是心脏？"黄金 4 分钟"有多重要？

一家酒店的大堂内，办事和住宿的客人来来往往。突然一位先生摔倒在地，不省人事。这个突发情况可把众人吓了一跳，大家急忙上前查看情况。此时他已意识丧失，大动脉搏动消失，呼吸停止，面色、口唇青紫。大家不知道发生了什么，更不知道如何处理，拨打了急救电话 120 后，都只能围在一旁等待急救人员到来。幸运的是，酒店里正在进行急救员资格考试，前来参加考试的张女士见此情景，立即对他施行心肺复苏术，直至救护车赶到。由于抢救及时，患者很快恢复了自主心跳、呼吸和意识，随后被送往医院做进一步处理。

对于心脏骤停，在刚开始的 4 分钟内，有人能对患者进行有效的心肺复苏是至关重要的，对挽救生命来说，这可以称得上是"黄金 4 分钟"。

一旦发生心脏骤停，全身所有的组织、器官都会受到不同程度的损害，脑组织首当其冲。大脑是人体耗氧量最高的器官，虽然其重量仅占人体自身重量的 2%，血流量却占全身总血流量的 15% ~ 20%，耗氧量占到全身总耗氧量的 20% ~ 30%（婴幼儿更是高达 50%）。因此，大脑比其他任何器官都更怕缺氧，对缺氧更为敏感。举例来说，如果手断离，供血供氧完全中断，只要条件较好，如创口整齐，保持断肢的干燥、低温，多数在 6 小时内都可以再植成功；而大脑对缺血、缺氧的耐受时间不能以小时来计算，而是以分秒来计算。

当患者发生心脏骤停后，按时间顺序可表现为：

时间	表现
即刻	心音、脉搏、血压消失
3～4秒	头晕、眼花、恶心
10～20秒	由于严重的脑缺氧，患者意识会突然丧失，可伴有全身性、一过性、痉挛性抽搐，双侧眼球上吊、固定，面色、口唇青紫
30～40秒	双侧瞳孔散大，对光反射消失
30～60秒	呼吸停止或喘息样呼吸，可伴有大小便失禁

心跳、呼吸停止4～6分钟后，脑组织就会发生不可逆的损害。如果心跳、呼吸停止的时间超过了10分钟，则脑死亡，无可挽救。

心脏骤停是突发事件，情况十分紧急，患者身边的人应立即拨打急救电话120，同时做心肺复苏，有条件的话尽快就近取来AED展开施救。

急救中心接到报警后，会立即指派医生、护士赶赴现场，救护车上配备装有各种抢救药品的诊箱、心电图机、除颤器、气管插管、呼吸机等急救设备，如果再带上电动心脏按压泵等急救设备，加起来一共几十千克。

从接警开始计算，医生平均需要15分钟赶到现场，但是必须要考虑意外情况，如已经无车可派，或交通拥堵，因此很难预料救护车什么时候能到。救护车往往以最快的速度赶到现场，但是患者已经停止了呼吸，而周围的人却手足无措，不知道怎么施救。

对于心脏骤停的患者，要抢在"黄金4分钟"内进行心肺复苏，而且抢救开始得越早越有可能成功。争分夺秒，也就成了急救医学中的最高原则之一。

由此可见，束手等待救护车的到来，对心脏骤停的患者来说，基本等于失掉了起死回生的机会。

005

基本操作没问题，心肺复苏却失败了，问题出在哪？

心肺复苏不难学，比学习汽车驾驶容易多了。归纳起来，可以分成8个步骤。

第一步：评估现场环境的安全性

迅速观察、询问整个现场情况。现场情况往往能够提示已发生事件的性质、已经造成的伤亡、可能继续发生的危险以及可能继续造成的损伤等。比如遇到触电的患者，应观察现场有无电线脱落、是否已经断电。应尽快排除各种险情，再进入现场。

第二步：判断患者是否心脏骤停

施救者轻拍患者双肩，大声呼唤患者，如无反应，立即在5 ~ 10秒内，通过观察其胸部有无起伏来判断有没有呼吸。

第三步：立即拨打急救电话120

立即请人拨打急救电话120，有条件的话就近取来AED。如果现场只有一位施救者，可打开手机免提功能，边通话边进行心肺复苏操作。

第四步：胸外心脏按压

这是重建循环的方法，是徒手心肺复苏操作中最重要的环节。正确的操作可使心脏排血量达到正常时的 25% ~ 30%。胸外心脏按压的具体操作手法如下。

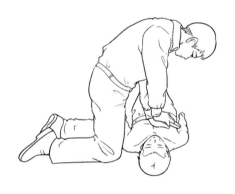

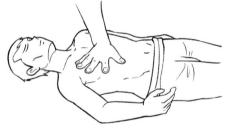

① 立即将患者移至坚实的地面或桌面，使仰卧，双腿伸直。脑后不用枕头。跪或站立在患者的任何一侧，对正患者乳头，两膝分开，与肩同宽；两臂基本伸直，肘关节不得弯曲；两臂与地面基本垂直。

② 一手中指压在患者的一侧乳头上，手掌根部放在两乳头连线中点，不可偏左或偏右。

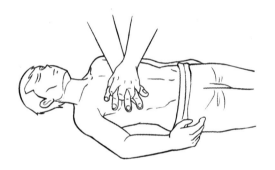

③

另一手的手掌根部重叠其上，双手十指交叉相扣，确保手掌根部接触胸骨正中位置。以髋关节为轴，利用上半身的体重及肩、臂部的力量垂直向下按压胸骨。

④

按压深度为 5 ~ 6 厘米，或胸壁厚度的三分之一，以按压时触摸到颈动脉搏动最为理想。按压频率为 100 ~ 120 次 / 分钟。

⑤

放松时，要使胸廓完全回弹、扩张，否则会使回心血量减少。但手掌根部不要离开胸壁，以保证按压位置始终准确。另外，尽量减少中断按压的次数，每次中断按压的时间不得超过 10 秒。

第五步：开放气道

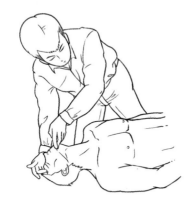

采用"压额提颏法"。将一只手的小鱼际放在患者的前额上，向下压，而另一只手的食指、中指并拢，放在患者颏部的骨性部分，然后向上提，让其颏部和下颌部抬起来，头往后仰，同时耳垂与下颌角的连线与患者仰卧的平面垂直，即鼻孔朝天。

第六步：口对口吹气

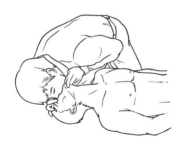 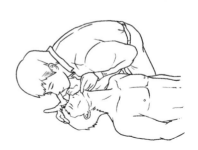

如果发现患者口鼻内的异物，将其头偏向一侧，用手指抠出异物，并解开患者领口纽扣，防止衣物勒住脖颈。用食指、中指捏住患者鼻孔，张开嘴将患者的嘴完全包住，将气体吹入患者肺中。每次吹气持续 1 秒，但要避免过度用力吹气。吹气时用余光观察患者胸部起伏情况，吹气量以胸廓出现可见起伏为准，然后放开患者口鼻，使气流顺畅排出。需要注意的是，做心肺复苏时，胸外心脏按压和口对口吹气的比例为 30：2，即每进行 30 次按压后，做两次口对口吹气，如此即为一组心肺复苏操作。

第七步：评估循环与呼吸

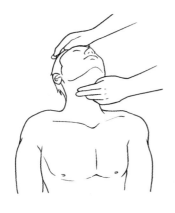

徒手心肺复苏连续做 5 个循环后（约 2 分钟），分别检查患者两侧脉搏是否恢复搏动。将一手食指、中指横放在甲状软骨上，至胸锁乳突肌前缘，即颈动脉的位置，向颈椎方向按压，每侧触摸 5 秒，确定有无搏动。每次检查时间不得大于 10 秒。

第八步：尽早使用 AED

心肺复苏的原则是：及时 + 正确 + 坚持

所以有以下注意事项：

当机立断 判断伤者已无意识和呼吸后，立即抢救，不要耽搁。

就地施救 不要随意搬运病人，也别等其他人，因为抢救开始得越早，恢复的机会就越大，如果超过 4 分钟，抢救成功的可能性就会大打折扣。

动作标准、规范 操作是否标准、规范，直接关系最终抢救的成败。

寻求帮助 一个人做心肺复苏不可能坚持较长时间，身体疲劳会导致动作不准确，影响复苏效果。如果有人帮忙，可以两人轮流进行，还可以呼叫更多人前来帮助。

通常来说，做心肺复苏应一直坚持到救护车到达现场，再由医护人员接手进行抢救。

006

能不能从电视剧里学到
靠谱的心肺复苏方法?

曾女士知道学会心肺复苏关键时刻有大用处,一直想学学这个能救命的技能,但是苦于没有机会,没有专业老师指点,也没上过专业课程。

这天晚上,曾女士正在追的韩剧《太阳的后裔》中正好上演男主角替女主角实施心肺复苏的情节。曾女士顿时精神一振,把老公喊过来当陪练,就跟着电视练习起来。

练了没几下,老公就难受地喊停,对她抱怨说:"你这哪里是胸部按压啊,分明是'颈部按压',离着心脏太远了!我虽然不懂这个,但感觉电视里的操作方法绝对有问题!"

那么,没经过急救培训的人,能进行心肺复苏操作吗?《2010年美国心脏协会心肺复苏及心血管急救指南》强烈推荐:未经 CPR(心肺复苏术)培训的旁观者,也可以对突然倒下且无反应、无呼吸的患者进行单纯的胸外心脏按压,可以不做口对口吹气,直到 AED 到达可供使用,或急救人员、其他相关施救者接管患者。这种说法是很有道理的,当有病人倒地,现场情况危急,在救护车到来之前,能有人及时施救极为必要。

对心脏骤停的病人来说,心肺复苏做错也比不做强,不做肯定死,做就可能活。但是,心肺复苏操作方法不正确,不但会极大地影响抢救成功率,加重病情，还可能给患者造成其他损伤，甚至危及生命。所以，我希望能有更多人学会正确的心肺复苏操作方法，以提高心肺复苏的成功率。

我归纳了几种实施胸外按压时常见的错误，学习过心肺复苏的人也可以对照看一看，是否也有这样的毛病。

（1）按压定位不准确。按压部位靠下容易使剑突骨折，导致肝破裂；如果位置偏向两侧，容易导致肋骨或软肋骨骨折，造成气胸、血胸。

（2）两只手不是手掌根部重叠、双手十指交叉相扣，而是两手交叉。这容易导致肋骨骨折。

（3）采用骑跨式按压，可导致肋骨骨折，进行口对口吹气时无法包严患者的嘴。

（4）按压时不是垂直用力，导致按压无效或骨折。前后摇摆式按压也容易导致肋骨骨折。

（5）按压时，除了掌根部贴在胸骨外，手指也压在胸壁上。这容易造成肋骨或软肋骨骨折。

（6）按压时肘部弯曲，因为用力不够，导致按压深度不够 5 ~ 6 厘米。

（7）采用冲击式按压，用力过猛，容易导致骨折。

（8）放松时抬手离开胸壁定位点，造成下一次按压部位错误，也有可能导致骨折。

（9）放松时未能使胸部完全回弹、扩张，胸部仍承受着压力，使回心血量减少。

（10）按压速率不稳定，忽快忽慢，影响按压效果。

（11）患者未仰卧在坚实的地面，而是躺在软床或沙发上，造成按压深度不够，心脏排血量减少。

（12）施救者跪的位置未对正患者的乳头，使得不易垂直用力。

007

如何避免在做人工呼吸时感染疾病？

只要是抢救，就可能接触到患者的分泌物、排泄物，无论暴露于何种体液下，都有潜在的染上疾病的可能。不过急救人员大多经过专业培训，能够避免接触患者体液，实际情况也证明，院前感染疾病的风险不会高于院内。再者，艾滋病主要的传播途径包括性接触传播、血液传播、母婴传播、人工授精等，不会通过唾液及身体接触的方式传播。

直接的口对口吹气可以接触患者的唾液，然而，HBV（乙型肝炎病毒）并未显示可以通过口腔黏膜、共用的污染器或乙肝病毒携带者传播。另外也没有证据表明HBV可以通过蚊虫叮咬、接种、切口污染、开放伤口等方式传播。因此急救人员因做人工呼吸而感染艾滋病或乙型肝炎的可能性是很小的。理论上，因接触唾液或空气中飞沫而染上疱疹、脑膜炎双球菌、空气传播疾病（如结核）和其他呼吸道疾病的风险是很大的，但疱疹由CPR传播的报道非常罕见。

虽说如此，但是如果施救者对此有顾虑，并且条件允许，可在患者嘴上覆盖一次性CPR屏障消毒面膜，然后再进行口对口吹气。这种面膜专门用于口对口吹气时的唾液隔离、空气过滤，防止交叉感染。

如果没有这样的专业用品，将伤病员与施救者的嘴用透气布料隔开，也可起到一定的防传染作用。

008

心肺复苏，时间短了没效果，时间长了帮倒忙？

　　如果你是施救者，该怎样判断心肺复苏的效果，是不是把没有心跳和呼吸的患者从死亡边缘拉回来了呢？如果按压过程中，患者突然说："大哥，别按了，你碰到我痒痒肉了！"那敢情好，说明救助成功了。但是多数情况下患者只会有微弱的复苏迹象，需要你仔细观察。

　　心肺复苏的效果，主要可以从以下这几方面去观察。

　　首先，检查脉搏。颈动脉、股动脉恢复搏动，说明心跳恢复，心脏开始工作了。

　　其次，观察呼吸。患者能够自主呼吸，说明复苏有效。但如果自主呼吸很微弱，仍应给予辅助性的人工呼吸，尽量与病人的呼吸节律保持一致。

　　再次，看瞳孔。如果患者扩大的瞳孔在心跳恢复后很快回缩，说明脑损害相对较轻。如果扩大的瞳孔通过复苏仍不缩小，通常说明脑损害相对较严重。但不管瞳孔大小如何，只要它恢复了对光反应，就是好的征象。

　　最后，观察面色。发绀或苍白的面色转为相对红润也是良好的征象。心搏骤停后常出现甲床、口唇等末梢部位的发绀，这些会随着有效复苏而好转。

　　与之相对应的是，当出现以下这些情况，说明抢救失败，已回天乏术了。当心肺复苏持续操作半小时以上，并且出现下面这些情况，可以终止复苏。

（1）心电图持续为一条直线。

（2）呼吸仍未恢复。

（3）瞳孔散大或固定，对光反应消失。

（4）各种生理反射消失。

009

昏迷、晕厥还是休克，搞错了真的会出人命吗?

夏季的一天，刘女士在屋外乘凉，看到两个邻居因琐事争吵并厮打起来，她热心地去拉架，结果被其中一方抢了一拳。好心劝架，反而被打，你瞧瞧这事弄的。刘女士一时大怒，一下子手脚不会动了，也不能发出声音，瘫倒在地，不省人事。看到这一幕，两个邻居架也不打了，大家一起手忙脚乱地将刘女士抬进屋，边拨打120，边呼喊刘女士。此时刘女士虽说还有呼吸和心跳，但是没有反应，随后家人把她送到了医院。

晕厥、休克和昏迷这三种情况常被人们混为一谈，日常生活中如果遇到，该如何区分，以便准确急救呢?

	定义	症状
晕厥	也叫昏厥,是由各种原因导致的短暂性、广泛性脑缺血或缺氧引起,表现为突发性、一过性的意识丧失而跌倒	面色苍白、脉搏细微、血压偏低、四肢冰冷,有的人可有尿失禁。多于一两分钟后自行苏醒
休克	由于各种原因造成的有效循环血量急剧减少,导致微循环灌注不足,引起组织细胞缺血与代谢异常,器官功能障碍等一系列病理生理变化的临床综合征。休克是病情危重凶险的信号之一,如不及时抢救可迅速危及病人生命	表情淡漠、烦躁不安、反应迟钝、面色苍白、皮肤湿冷、呼吸急促、脉搏微弱(甚至摸不到)、血压下降(甚至测不到),无尿或少尿,意识障碍甚至昏迷
昏迷	由于各种原因导致脑功能受到严重、广泛的抑制,意识丧失,对外界刺激不发生反应,不能被唤醒,是最严重的持续性障碍,也是脑功能衰竭的主要表现之一。昏迷往往是严重疾病的表现,甚至危及生命	面色改变不明显或面色潮红,无法唤醒,但还有呼吸、心跳;既可能是突然地丧失意识,也有可能是逐渐丧失意识,不可能在短时间内清醒

010

情绪激动导致的昏迷，救助时应注意什么？

在上述案例中，刘女士是高血压患者，由于过分激动而引发了脑出血。一般来说，高血压病人中约有三分之一会发生脑出血，而脑出血的病人中有高血压的约占95%。夏日气温高，人容易烦躁、情绪激动，是脑出血的高发季节。

昏迷是由于各种原因导致脑功能受到严重、广泛的抑制，意识丧失，对外界刺激不发生反应，不能被唤醒。通俗地说，如果遇到突然晕倒的人，意识丧失、呼之不应、推之不醒，但呼吸、心跳依然存在，就是昏迷。

可引起昏迷的原因众多，主要有两个方面。

（1）**脑部疾患**　如急性脑血管疾病（包括脑出血、脑梗死等）、颅脑损伤、颅内肿瘤、脑炎、中毒性脑病等。

（2）**全身性疾患**　如急性酒精中毒、急性一氧化碳中毒、糖尿病昏迷、尿毒症昏迷、肝性脑病昏迷等。

老年人最忌生气，因为生气可使血压激增，容易引发脑出血，脑出血后往往发生昏迷。

一旦有老人发生昏迷，现场的处理至关重要，应立即采取以下措施。

（1）保持安静，让患者绝对卧床，勿枕高枕。避免不必要的搬动，尤其要避免头部震动。

（2）立即采取稳定侧卧位，确保气道通畅。注意清理口腔内的呕吐物、分泌物；如有活动性假牙，应立即取出，以防发生窒息。稳定侧卧位可避免舌头阻塞气道，而且有利于呕吐物或分泌物排出，从而保持气道通畅，避免窒息。

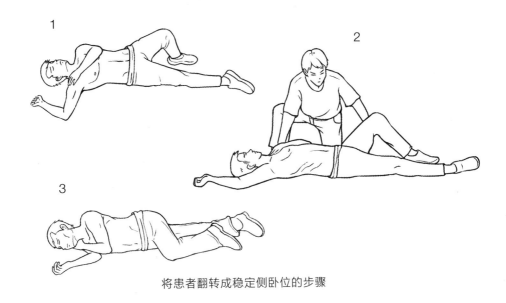

将患者翻转成稳定侧卧位的步骤

（3）注意保暖，防止受凉。

（4）对伴有抽搐的病人，应防止坠床。必要时使用保护带，防止病人摔伤。

（5）一旦发生心脏骤停或呼吸停止，立即进行心肺复苏。

（6）及时拨打急救电话。

如果老人发生昏迷，有几件事是不该做的：

（1）随意搬动老人。

（2）抱住老人又摇又喊，试图唤醒老人。

（3）给老人喝水、吃东西、吃药，导致气道异物梗阻。

011

昏迷时忙着急救，还能把健康人救出毛病来？

常有人提出这样的疑惑：当患者发生昏迷，送医与心肺复苏优先选哪一个？忙着把病人送往医院，忽视了急救操作，就怕耽误了抢救时间；如果忙于心肺复苏，没有送去医院，又怕自己的救助措施不专业。

对于这样的问题，首先要明确一件事：什么情况下要采用心肺复苏操作？心肺复苏指为恢复心脏骤停病人的自主循环、呼吸和脑功能所采取的一系列急救措施，包括心肺复苏徒手操作、药物抢救以及仪器抢救，如除颤器、呼吸机等。它只是针对病人心脏骤停的情况采取的紧急措施。

一旦昏迷状态下的病人心跳、呼吸停止，就需要立即进行心肺复苏，一刻都不能耽误，直到病人恢复心跳、呼吸。

但是如果病人只是处于昏迷状态，尽管丧失意识，呼之不应、推之不醒，但是呼吸、心跳依然存在，那就可以送医进行救治，只是去医院的路上要随时密切观察病人病情，一旦心跳停止，立即进行心肺复苏。

切记：只有在病人心跳、呼吸停止的情况下才能进行心肺复苏，而对大活人，还有心跳和呼吸呢，可千万不能去做胸外心脏按压。

给活人做心肺复苏，无异于害人！可能会发生肋骨、胸骨骨折，造成心脏、肺脏的损伤以及肝脾破裂等严重情况，导致气胸、血胸、心肌损伤、冠状动脉损伤、心包填塞、内脏大出血等，甚至危及生命。

正常人的心脏会进行有规律的收缩、舒张，如果对一个心跳并未停止且意识清楚的人做胸外心脏按压，就会打乱心脏原有的跳动规律，由于不可能保证在心脏收缩时下压、心脏舒张时放松，势必会导致血流动力学的改变，使得回心血量、心排血量受限、下降，各组织器官供血不足，甚至导致心源性休克、死亡等一系列严重后果。

正常人呼吸的频率、深度都有一定的规律。如果对一个正常人做胸外心脏按压，必然影响到呼吸，会使得呼吸的频率、深度大大改变，导致过度换气，二氧化碳不断被排出，体内二氧化碳浓度过低，引起呼吸性碱中毒，可出现头晕、手脚麻木，严重时四肢抽搐，甚至意识丧失。

此外，给一个心跳并未停止、意识清楚，甚至身体正常的人做胸外心脏按压，还会令被按压的人紧张、不适、惊慌、恐惧。

总之，一旦有人发生昏迷，稳妥的处理办法是：进行必要的紧急处理，然后等待救护车的到来。在此期间要保持安静，让患者采取稳定侧卧位，保持气道通畅。注意保暖及防暑，防止受凉或中暑。对抽搐病人，要防止坠床摔伤。一旦发生心脏骤停，立即进行心肺复苏。

012

"两眼一抹黑"是怎么回事，
会不会非常危险？

张师傅是公交车司机，驾驶车辆经过一处大转盘时突然先后与多辆车相撞，导致现场十分混乱。因为事发地点人员密集，所以造成了二死五伤的悲剧。

这司机怎么了，是酒驾、毒驾还是其他人为因素导致的这场悲剧？警方对这起事故进行了调查。在看到公交车内视频监控以后，才弄明白这件事情发生的原因。当时公交车处于正常行驶的状态，经过大转盘的时候，这名司机突然出现了晕厥，车子无人控制，才与多辆车相撞。

晕厥也叫昏厥，是由于脑缺血引起的突发性、一过性的意识丧失，在几秒到几分钟内会自然清醒。晕厥在日常生活里十分常见，尽管没有昏迷和休克那样严重，但是作为一名公交车司机，张师傅肩负着保证乘客安全的重任，行车中出事故，后果是十分严重的。

很多交通事故是由于疲劳驾驶或酒后驾车，以及注意力不集中（如打电话）等原因造成的，可能引发交通事故的疾病包括心脏病、急性脑血管病、癫痫等。公交车司机十分辛苦，他们的健康状况关系每一个乘客的安全，如果发现自己身体不适，或出现这些疾病的发病征兆，应尽快就医。公交公司也应组织司机进行定期而全面的体检。总之，关注公交车驾驶员的身心健康，维护城市的交通安全，需要全社会的共同努力。

如果在家发生晕厥，应该怎样急救呢？

（1）立即采取平卧位，可将双下肢抬高，以保证脑组织有尽可能多的血液供应。

（2）确定气道是否通畅，并检查呼吸和脉搏等。解开较紧的衣领裤带，以免影响呼吸。

（3）如果是低血糖造成的晕厥，待意识清醒后，可给予糖水、食物，一般很快就可好转。低血糖严重、处于昏迷状态的患者应取侧卧位，不要喂水、喂食物、喂药，防止发生窒息，并拨打急救电话。

（4）如果有急性出血或严重心律失常的表现，如心率过快或过缓，或反复发生晕厥，应立即拨打急救电话，到医院查明发病原因，并进行相应治疗。

（5）对发生晕厥而跌倒的病人，要检查有无摔伤、碰伤，如发生出血、骨折等情况，做出相应处理。如病人恢复正常，也要休息几分钟再起立，动作不宜过猛，并且在起立后再观察几分钟。

013

"见血就晕，见针就倒"，是不是恶性疾病的预兆?

王女士身体不适，丈夫带她到医院就诊，抽血检查时，王女士突然说了句"不舒服"，便趴在抽血台上意识不清了。

这是得了什么重病? 王女士的丈夫连忙向医生求助，门诊医生和检验科人员赶紧为她检查，最终推断是"晕针"。医生立即把王女士抱到候诊区的椅子上躺下，把她的脚抬起，高于头部，并在她头下放了垫子。门诊部护士端来温水，检验科另一位医师送来糖果，大约过了3分钟，王女士慢慢睁开眼睛，意识逐渐恢复，喝水吃糖稍微休息后，情况好转，离开了医院。

检验科医师说，王女士可能是因天气炎热，再加上空腹时间过长，才会晕针的。

生活中常见晕针、晕血的人，有的五大三粗的汉子，晕起针来也像个孩子。不要嘲笑他没用，因为晕针、晕血是生理反应。不少患者既往有类似发作，少数可有家族史。

所谓晕针、晕血，都是晕厥。大部分晕厥是单纯性晕厥，也叫血管抑制性晕厥。一般来说，年轻女孩、体质较弱的人尤其容易晕针、晕血，当疼痛、紧张、恐惧，或者见血、注射针剂、做个小手术时，就容易发作，另外天气闷热、疲劳、饥饿和失眠等也是诱因。病人往往表现出面色苍白、心慌、出冷汗、头晕、眼花、耳鸣、恶心及上腹部不适等，还有的人会在数十秒至数分钟后突然意识丧失、倒地、血压降低、脉搏减弱，偶有尿失禁。可以让患者平卧，很快即可清醒。清醒后思维正常、说话清楚、四肢活动自如，血压、心律正常，这种情况多无大碍。

014

引起休克的原因不同，
急救方法有什么区别？

颜先生骑电动自行车时与机动车相撞，由于双方车速太快，颜先生被撞飞，头部及全身多处擦伤出血，表面看起来并无严重外伤，但他的面色苍白、口唇发绀、皮肤湿冷、表情痛苦，现场群众急忙叫了救护车。15分钟后，他被120送到了医院。急诊CT结果提示：颜先生为闭合性胸部、腹部损伤，骨盆多发骨折，伴大量出血，发生了出血性休克。当时情况危急，颜先生命悬一线，医生进行紧急抢救，终于让他脱离了危险。

引起休克的原因很多，可分为以下几类。

休克类型	发生原因
心源性休克	急性心肌梗死、心律失常、肺栓塞及心包填塞等
低血容量性休克	大出血、烧伤等
感染性休克	败血症、肺炎及其他感染性疾病
过敏性休克	青霉素、普鲁卡因过敏等

判断休克，可以从下面这两点考虑。

一是有引起休克的病因，如急性大出血、急性心肌梗死、严重感染、药物过敏等；二是有以血压下降和周围循环障碍为特征的表现，如意识改变、表情淡漠、烦躁不安、反应迟钝；面色苍白、四肢湿冷；呼吸急促，脉搏细弱、增快或触摸不到，血压下降或测不到；少尿或无尿等。

日常生活中出现休克可以这样应急处理：

如有外伤出血，尤其是活动性出血，应立即止血、包扎、固定。令患者平卧于空气流通处，双下肢抬高，以利于静脉血回流，增加回心血量，保证相对较多的脑供血。

如患者呼吸困难，可根据情况先将头和躯干略抬高，以利于呼吸。保持呼吸通畅，松解腰带、领带及衣扣，同时将患者头部偏向一侧，以防止呕吐物吸入气道而造成窒息。注意保暖，给患者盖好被子。

感染性休克常伴有高热，应予以降温，可在患者颈、腹股沟等处放置冰袋，或用酒精擦浴。

此外，如果有骨折，也应及时进行相应的处理。若非必要，不要搬动患者。如患者呼吸停止，要立即进行心肺复苏抢救。

别忘记，同时拨打急救电话 120！

2

心血管病：
最重要的是辨清症状

015

突发心绞痛，如何准确判断症状，正确处理？

林先生 50 多岁，有轻度高血压病史约 4 年，服药后血压 130/85mmHg（1mmHg=0.133kPa），应该说控制得不错。林先生是个谨慎的人，服药从不马虎，饮食和作息时间也比较规律，虽说有心血管病，但也没有什么特别的症状。

可是这一天，林先生为孩子结婚的琐事跟孩子发生了争执，情绪十分激动。吵着吵着他就觉得胸闷，左胸压迫性疼痛，头晕，额头直冒虚汗，这可是多少年来没有的现象。老伴看到这种情况马上想道：会不会是冠心病？情急之下便拨打了急救电话。

心绞痛是冠心病的一种，是在冠状动脉粥样硬化的基础上，发生了冠状动脉痉挛，导致心肌急剧缺血而产生的胸痛。如果你已经超过 40 岁，那么就要注意了，因为 40 岁以后可是心绞痛的多发期；如果你是男性，那么患病概率又会增大一些。心绞痛一般持续数分钟，经休息或含服硝酸甘油可缓解。尽管如此还是一定要重视，如果不能及时准确地诊断，或者听之任之，发展下去就可能发生急性心肌梗死，会出人命的。

通常情况下心绞痛呈发作性，一般不会正巧在你去医院检查的时候发病，没有医生的帮助，心绞痛的判断可不是一件容易的事。所以各位"扎心"

了的"老铁"，得明白是什么扎的心，扎多深，要能自我测知冠心病心绞痛。

疼痛是一种警示信号，心绞痛表现为阵发性胸痛。

疼痛部位多位于心前区或胸骨后。人的心脏大小和本人拳头大小差不多，位于胸腔正中偏左，大约三分之二在胸部左侧，也就是心前区的位置。另外三分之一在胸部右侧，也就是胸骨后。疼痛的范围往往是一片，患者可用手比画出一个大概部位。

心绞痛可放射至左上肢。通常疼痛只能影响左臂，但有时疼痛也会通过肩膀传至右臂，极少的人只感到右臂痛。这种肩臂痛通常都是钝痛而不是剧痛，疼痛处往往不是一个点而是一片。

心绞痛大多持续几分钟，多数在一两分钟内就可缓解，一般最长的在15 分钟左右消失。

心绞痛多在心脏负担增大的情况下发作：一是劳累、用力，比如爬坡、爬楼梯、走路着急，或者背着重物；二是情绪激动，比如生气、着急等。另外，吃得过饱、受寒冷刺激等也是诱因。比如林先生，他很明白自己有心血管病，平时也很注意保养身体，可一旦遇到急事、烦心事，仍然会因情绪失控而心绞痛发作。

一些人心绞痛发作时会感到胸闷、喘不过气来，休息也不会缓解。老年人要格外注意最后这个特征，这种情况可不能简单归结为岁数大了。

伴随气短而来的就是疲倦，患者常常感到全身无力而不是局部的无力。

在心绞痛发作前数小时、数天或数周内，患者往往就有不舒服的异常感觉。

心绞痛发作后，首先别慌张，立即安静休息，使心脏负荷减轻，心肌耗氧量减少。如果呼吸困难，不能平卧，那就半卧，或者坐起来，注意体位舒适、保暖。舌下含服硝酸甘油 0.5 毫克，一般 1～3 分钟就会见效。家里如果有条件，可以让患者吸氧，吸氧能够增加血液中的氧含量，增加冠状动脉的心肌氧供应。同时别忘了拨打急救电话。

016

胃痛竟然是心脏出了问题?

60多岁的老李,年轻时饮食不规律,常年患有胃病,经常吃胃药。这段时期,他好几次在进餐时或餐后开始胃痛,自我感觉有胸骨后烧灼感和喉头紧缩感。好在每次持续10分钟左右自己就好了。由于胃病是老毛病了,老李也没太在意。

有一天,老李晚饭吃到一半,胃突然又疼了起来,而且比以前疼得厉害,还感觉胸闷憋气,出了不少冷汗,他赶紧吃了两片颠茄,过了半个钟头也不见好转。老伴也慌了,劝他去医院看看,他说全身没劲,站不起来。于是,老伴拨打了120,不一会儿救护车到了,医生一看怀疑是心脏病犯了,老李忙说:"不是心脏病,是胃病。"医生连忙做了心电图,结果心电图显示"急性下壁心梗",医生马上进行了处理,并把老李送到了阜外医院。

老李对这个结果感到很意外,但是在使用治疗冠心病的药物之后,他的胃确实不疼了。

吓人不? 胃疼的原因竟然是急性心梗!

心脏和胃是功能不同的两个器官,一个在胸腔,一个在腹腔;一个属于心血管系统,一个属于消化系统,这急性心梗怎么会出现胃疼的症状呢? 这是因为，心脏和胃仅以膈相隔，又都受自主神经支配，一旦病变，出现疼痛症状，不仔细区分就容易混淆。特别是急性下壁心梗很容易被误认为胃痛，一般患者很难自己鉴别。在日常急救工作中，病人将急性心梗误认为胃病的现象屡见不鲜。胃病和急性心梗到底应该如何辨别呢？

	胃病	急性心梗
诱因	食用冷、硬、刺激性食物或着凉	可有劳累、情绪激动、天气寒冷或天气闷热等诱因，也可无诱因
疼痛部位	上腹部，即剑突与脐部之间	通常是胸痛，少数可表现为上腹部疼痛
疼痛性质	烧灼、胀感，平时可有反酸、嗳气、恶心呕吐等症状	犹如刀割或有压榨、沉胀感，心绞痛发作时通常胸闷憋气等症状更为严重
发生时间	饭前或饭后	无固定时间
持续时间	多半持续半小时以上不缓解，病程为几日至几周	疼痛持续不缓解
压痛	局部可有压痛	局部无压痛
用药效果	服用阿托品、颠茄等解痉药物可缓解	服用药物不缓解

当患者特别是有高血压病、糖尿病、心脏病史的人出现上腹痛，同时伴有胸闷憋气、心慌、烦躁不安、出汗、面色口唇青紫，疼痛部位没有压痛等，就必须考虑心脏疾患的可能。即使平时有胃痛史，发生异样疼痛时也不能排除急性心梗的可能，需立即拨打120。

除了胃痛，急性心梗还有很多不典型部位疼痛的症状，需要格外重视：

（1）咽部突然出现疼痛，但不发烧、咽部不红肿、吞咽时疼痛不加重。

（2）牙痛。说不清楚哪颗牙齿疼痛，牙龈也不红不肿，咬牙时疼痛不加重也不减轻。

（3）颌部、颈部、肩部、背部、上肢等部位突然疼痛，局部无压痛、叩痛。

（4）罕见的还有头部、双下肢、脚趾等部位疼痛以及不明原因的晕厥、心力衰竭、休克等。

一旦有这些症状，不要草率定性，一定要及时到医院进行详细检查，以防漏诊、误诊，甚至危及生命。

017

速效救心丸和硝酸甘油，哪个才是冠心病患者的救命药？

司先生负责单位的销售工作，这次去外地参加一个大型展销会。会议当中他突然自觉不适，心慌、出汗、左胸压迫性疼痛，他马上告诉同事情况，然后找地方坐下来休息。

旁边人一看，说你这是心脏病犯了，赶紧去找会务组医生。司先生还比较镇定，劝别人不要慌张，说自己常年在外出差，身边常备着药，并拿出了一瓶速效救心丸。

医生来了以后，诊断司先生确实是冠心病心绞痛发作，给他服用了硝酸甘油。

硝酸甘油是很多心脏病患者的常备应急药物，发病的时候放 1 片（0.5 毫克）在患者舌头下面，一般 1 ~ 3 分钟起效，作用可维持 10 ~ 15 分钟。可重复使用，但 10 分钟内最多连用 3 片。如不缓解，赶快拨打 120。

值得注意的是，在使用硝酸甘油之前，有条件的最好能给患者量个血压，因为如果是急性心梗，患者往往血压下降，甚至休克，这时候再用硝酸甘油，会使血压进一步下降，可能危及生命。因此，在使用过程中注意不能使血压低于安全范围。具体来说，如果患者平常的收缩压是 120mmHg，发病的时候是 140mmHg，那就可以大胆使用硝酸甘油。但如果平常收缩压是

120mmHg，发病时却只有 100mmHg，那就别用硝酸甘油了，否则非但不能治病，反而会加重病情。服药后，如果患者感觉头晕、心慌、面色苍白，应该测量血压，如果低了，马上停药，平卧。

除了血压偏低以外，心率过快或过慢，急性下壁、后壁、右室心梗以及 24～48 小时内服用过"伟哥"的患者，也要禁用硝酸甘油。硝酸甘油应该避光、密封保存，随身携带，但不要"贴身"携带，因为体温会降低它的药效，缩短有效期。

经过上述处理后，如果患者胸痛很快得到缓解，一般应考虑为心绞痛。如果未能得到缓解，甚至加重，应考虑是否发生了急性心梗，若是则不宜继续含服硝酸甘油。这时候，可选用阿司匹林 300 毫克嚼服，因为阿司匹林有抑制血小板聚集的作用，可以防止血栓扩大，防止新的血栓形成，限制心肌梗死的范围。但如果患者对阿司匹林过敏，或有主动脉夹层、消化道出血、脑出血等病史，则不能服用阿司匹林。另外，当含服硝酸甘油无效果时，也要考虑冠心病以外的以胸痛为表现的其他疾病，以及药物过期等因素。

一些心脏病患者可能还会用另一种药——速效救心丸。这里我建议还是首选硝酸甘油。

如果患者把握不好哪些情况下不能服用硝酸甘油和阿司匹林，应该立即拨打急救电话，请医生指导用药。此时患者千万不能自行去医院就诊，还是拨打急救电话的方式比较好。

另外，急性心梗发作时随时可能发生心脏骤停，应随时做好实施心肺复苏的准备。

018

为什么心绞痛在冬天更容易发作？

寒冬腊月，一大早，程先生撂下饭碗就要出门办事。老伴看看天气，对他说："今天变天了，有寒流，外边特冷，事情要是不急，缓缓再说吧？"老程没听，还是往外走。老伴只好又给他加了件衣服。

过了没多久，邻居陈婶急匆匆来敲门，对程先生老伴说："不好了，你家老程在外边坐在地上半天不动，捂着胸口，被别人送到社区医院了，你快瞧瞧去吧！"老伴赶紧跑去医院，到了那儿，程先生正在吸氧，大夫说他是心绞痛发作了。看到老伴一脸惊慌，程先生赶忙安慰她说："没啥大事，就是天太冷刺激到了。"

寒冷容易诱发心绞痛及心肌梗死吗？没错。

其原因是，遇上严寒天气，人体末梢的血管就会收缩，血压增高，如果心脏和血管都很健康，一般不会出现问题，如果平时就有高血压病、冠心病，情况就不那么乐观了。患有冠状动脉粥样硬化的患者，有时候甚至突然吸一口冷空气都有可能发生急性冠脉痉挛，导致原本就缺血的心肌供血突然减少，引发心绞痛。

国家心血管病中心发布的报告显示，中国心血管病导致的死亡居疾病死亡构成首位，高于肿瘤及其他疾病。这就提醒我们必须重视心血管疾病，及早发现和治疗，避免悲剧发生。

患有心脏病的人，冬季应该适当减少户外活动，出门前也要有一个缓冲过程，在楼道门口先缓一会儿再出门，还要注意穿上保温效果好的衣物。

在冬天特别寒冷的日子里，还要避免突然使用冷水，长时间蹲坐在冰冷的厕所内，以及其他会令身体处在寒冷环境的做法。

如明确发生心绞痛，应立即采取相应措施，免得失去宝贵的救治时机，危及生命。

019

胸痛得厉害，是心累还是心梗？

　　王先生正在电脑前工作，突然出现难以忍受的剧烈胸痛，面色苍白、大汗淋漓。同事一见，纷纷围了过来，有的说是心绞痛，有的说是心梗，又有人连忙问："谁有硝酸甘油、阿司匹林？"一位岁数较大的同事赶紧找出自己带的硝酸甘油和阿司匹林，还颇为自信地说："肯定是心梗。"于是给他服用了硝酸甘油和阿司匹林，并吩咐旁边的同事赶快打120。

　　救护车很快就来了，医生问了病情，又测量了血压，做了心电图，还查了血，然后把在场的领导叫到一旁，说道："基本可以排除急性心梗，应该是比心梗更加凶险的主动脉夹层。目前病人血压为200mmHg，为防止因血压过高导致夹层破裂，我们马上给他用上降压药。一旦夹层破裂，非常危险，死亡率极高。"医生干净利落地交代完病情，随即给病人静脉滴注了降压药，并迅速把病人送到了北京安贞医院，医院迅速做了相关检查，确诊为"主动脉夹层"。

　　胸痛是冠心病最常见的症状之一。当心肌缺血、缺氧时，会产生乳酸、丙酮酸等酸性代谢产物，这些酸性物质对心肌产生刺激，心肌就会产生疼痛反应。国外称之为"缺血性心脏病"。

　　微信朋友圈常可见到所谓的"心内科医生忠告"，说："50岁以上的爸爸妈妈们，如果出现夜间剧烈胸痛，要立即服用复方丹参滴丸或硝酸甘油或阿司匹林，接着拨打 120，还请大家转发，这样可以至少挽救一条生命。"这样打着"忠告"旗号的建议是片面的。判断心梗还要结合其他症状。而且一些冠心病患者并不表现为胸痛。再说，胸痛是一种常见的症状，许多疾病都可以引起胸痛。

对急性心梗患者，需要抓紧时间开通闭塞的血管，不过如果是主动脉夹层，使用阿司匹林可能会加重病情。所以不能盲目用药，应首先分辨出胸痛的原因，然后再有的放矢。

许多疾病都可以出现胸痛的症状，在这里简单说一说如何判断。

冠心病以外的心脏疾病

（1）**心肌炎**　如果年轻人突然胸痛，在胸痛之前还有感冒的症状，同时出现心慌心悸（90% 的患者会有此症状），而且这种不适感要超过胸痛胸闷的难受程度，就要考虑心肌炎，要及时去医院做心电图、验血。

（2）**急性心包炎**　这种病是由心包脏层和壁层发生急性炎症引起的，主要表现为胸痛、呼吸困难、水肿、畏寒等，并可出现心律失常、心包积液等情况，当病变侵犯到心包的某些位置时，就会产生胸痛反应。

（3）**主动脉夹层**　这种病较少见，但十分凶险，一旦发病可以迅速危及生命。这个病是由于主动脉腔内血液从主动脉内膜撕裂处进入主动脉中膜，使中膜分离，从而沿主动脉长轴方向扩展形成主动脉壁的真假两腔分离状态。其表现的特点是一开始就出现剧烈刀割样疼痛，即一下子就达到疼痛的顶峰，而不是逐渐加重，使用吗啡镇痛效果也不理想；患者貌似休克，焦虑不安、大汗淋漓、面色苍白、皮肤湿冷、心率增快，但血压一般不下降甚至还会升高。

呼吸系统疾病

（1）**自发性气胸**　多见于单侧胸痛，并伴有呼吸困难等症状，患侧肋间隙饱满，呼吸运动减弱，多由肺气肿、肺结核、肺癌及肺脓肿引起。

如何通过胸痛来区分急性心梗和气胸呢？

一般情况下，如果胸痛起病非常急，迅速达到高峰，还伴有憋气、咳嗽或深呼吸时疼痛加重，持续时间较短，且疼痛多为一侧，叩诊两侧肺部声音听起来不一样，这种情况多是气胸，一般多见于青壮年，特别是瘦高男性。而如果是急性心梗引起的胸痛，不会因深呼吸而疼痛加重，且常常见于40岁以上的人。

（2）**胸膜炎** 疼痛多固定于胸部发生病变的部位，局部压痛，咳嗽与深呼吸时会使疼痛加剧，减慢呼吸可缓解。

（3）**过度换气综合征** 情绪激动时发生过度换气而诱发胸口疼痛，同时伴有呼吸急促、头晕、视物模糊、手足发麻、牙关紧咬、双目紧闭等表现。多发于女性，病人屏住呼吸，症状可得到缓解。

（4）**肺栓塞** 肺栓塞是因肺动脉血流阻断而引起的肺组织坏死，引起肺栓塞的常见栓子是下肢深静脉血栓。临床表现为胸闷、气短、呼吸困难、胸痛、低热、咯血。肺栓塞发病突然，病情危重，死亡率高，多继发于其他疾病，容易被误诊为肺炎、胸膜炎、肺水肿、肺不张等。准确诊断后要积极治疗，如立即进行取栓、溶栓或抗凝等治疗。

消化系统疾病

（1）**食道反流** 胸骨后面就是食道，胃里的食物反流上来，刺激食道黏膜，会引起炎症和疼痛。

（2）**食管肿瘤、食管炎及食管裂孔疝** 可引起胸骨后疼痛，且多在吞咽时发作或加剧。

神经内科疾病

肋间神经痛 疼痛呈针刺样或烧灼样，常沿肋间隙呈放射性，深呼吸、咳嗽、打喷嚏时加重。

另外，胸部挫伤也可引起胸痛，胸壁有明显的红、肿、热、痛、压痛症状。

尽管出现胸痛不一定都是冠心病发作，但也不能掉以轻心。不论是什么性质的胸痛，都预示着较严重的、不可耽搁的疾病。所以，患者一定要视情况拨打 120 急救电话，或者尽快检查，明确病因，及早治疗。

020

年轻力壮，没有病史，竟然也会得急性心梗？

38 岁，正是打拼事业的黄金年龄。孙先生在一家外企担任高管，事务繁多，平日里忙得四脚朝天。最近他时常感到疲乏，他以为是工作太多累的，也没当回事，打算等忙完这阵子，详细做个体检。

这天上午，孙先生正在和员工开会，突然出现胸闷、剧烈胸痛、恶心、呕吐。同事见他面色苍白、大汗淋漓，赶忙拨打 120，医生做心电图明确诊断为"急性广泛前壁心梗"，就近送往医院。经过 20 多分钟的紧急手术，孙先生方转危为安。

出院后孙先生对同事说，之前自己没有冠心病病史，不了解也不注意，这次大病算是给自己一个教训，也给大家一个提醒，身体是自己的，千万要珍惜啊。

急性心肌梗死主要是由于冠状动脉血流完全中断，使得心肌严重、持久缺血，继而坏死，是最常见的凶险急症。

胸痛是急性心肌梗死最先出现和最主要的症状，典型的疼痛部位为心前区或胸骨后，并可伴有压榨感、紧缩感、烧灼感、窒息感、恐惧感、濒死感等；还可出现恶心、呕吐、面色及口唇青紫、大汗淋漓、烦躁不安等，甚至发生致命性心律失常（尤其当心率超过 120 次／分，或低于 50 次／分，必须高度重视，这往往是心脏骤停的前兆）、急性左心衰竭（突发呼吸困难、不能平卧）、心源性休克（血压下降、皮肤花斑、湿冷）。

心绞痛和心梗是不同类型的冠心病，心梗比心绞痛严重很多，二者之间有什么区别？

心绞痛主要是由于冠状动脉痉挛造成的，血管并非完全阻塞，还能保持一定量的血流。心肌或许会有暂时性的缺血、缺氧，但不至于到坏死的地步，而且经对症治疗后很快可以恢复。急性心梗则是冠状动脉内血栓形成，管腔完全阻塞，相应心肌的血液供应完全中断。心肌的血液灌注停止的时间超过20分钟，心肌细胞就开始坏死，坏死的范围会随时间的推移不断扩大。如果阻塞的血管较细，坏死的范围也比较小；如果较粗的血管阻塞，则会从血栓阻塞的部位扩展，形成大范围心肌坏死。心肌坏死范围过大，心功能会受到严重影响，不仅可以发生严重心律失常，还可导致心力衰竭、心源性休克，乃至猝死。

心绞痛发病原因是心肌暂时性缺血，所以是短暂的胸痛，而且疼痛相对不太剧烈；心绞痛造成的胸部疼痛多数只会持续几分钟，很少有超过15分钟的；心绞痛发病后经休息或服用硝酸甘油即可缓解。典型的急性心梗则会引发剧烈胸痛，伴有压榨感、绞窄感、紧缩感、恐怖感、濒死感等，心梗持续时间常超过30分钟，甚至长达十余个小时或更长；经休息或服用硝酸甘油不能缓解。掌握了这些知识，才能对病情有正确认知，提高警惕，不至于延误治疗。

"心肌就是时间，时间就是生命"，用这句话来形容急性心肌梗死的急救再准确不过。急性心梗是最容易诱发猝死的凶险急症，患者随时可能发生猝死。如果在家庭中有人发生或疑似发生急性心梗，在救护车到来之前应该这么做：

（1）让患者稳定情绪、安静休息。

（2）为患者选择一个感觉舒适的体位，这么做是为了保证呼吸顺畅，脑供血充足。

（3）家中如果常备氧气，赶快让患者吸氧，每分钟 3 ~ 5 升。

（4）让患者嚼服阿司匹林 300 毫克，但有出血性疾病病史者禁用。这里也要提醒有老年人的家庭，家中要常备一些急救药品及用具，比如阿司匹林、硝酸甘油以及家用制氧机等，以备不测。

（5）立即拨打急救电话，并随时做好施行心肺复苏术的准备。

孙先生这个病例，也给大家提了个醒，最起码我们要有四方面认识：

第一，心肌梗死这样的疾病不是只有老年人才会得，目前该病的患者呈年轻化趋势。在我抢救过的急性心梗患者当中，年龄最小的是一个 23 岁的小伙子。

第二，急性心梗的可怕之处在于它发作的时间往往是不可预测的，防不胜防，哪怕你之前没有心脏病史。

第三，一旦发生急性心梗，随时可能发生心脏骤停。

第四，冠心病、高血压病、脑血管病、糖尿病都是相互关联的，都是生活方式病。为了工作忽视健康的做法极不可取。心梗患病人群年轻化的主要原因就是生活方式不良。身体机能超负荷运转，吸烟、肥胖、久坐不动、作息不规律、心理压力过大，时间一长，这些疾病自然就找上门来了。

所以一定要调整好自己的工作与生活，注意休息，保持心情愉悦，保护好我们的身体。牢记健康的四大基石：合理膳食、适量运动、戒烟限酒、心态平衡。

021

突发心梗时，扎脚趾、掐人中管用吗？

春节期间的家庭聚会上，冯先生和长他 4 岁的姐姐相谈正欢，忽然冯先生感到心脏不适，心前区剧烈疼痛，他心想：糟了！这不是冠心病的症状吗！一着急，他竟然晕了过去。家人顿时手忙脚乱。

80 岁的姐姐见状，告诉众人不要慌乱，说："我这儿有个偏方，这个偏方有的医生都不知道！心脏病犯了，马上脱掉袜子，用缝衣针分别刺破 10 个脚趾尖，然后各挤出一滴血，不等挤完 10 个脚趾尖，他就会缓过来！"

冯先生的孙子可不信这一套，赶紧拨打急救电话，并详细报告了病情。救护车很快到了，将冯先生送到了医院。

"缝衣针"这档子事，以前是口耳相传，现在变成在手机上老能看到类似消息。

我见过最早的"缝衣针"秘籍，说的是治疗中风。说当有人中风半身不遂（不管是脑出血还是脑血栓），出现口眼歪斜时，立即取缝衣针将病人双耳垂最下点刺破，各挤出一滴血，病人就会马上痊愈，而且愈后不留任何后遗症。

类似说法还有：不管是哮喘还是急性喉炎，发现病人出不来气，憋得脸红脖子粗时，赶紧用缝衣针刺破鼻尖，挤出两滴黑血即愈。抽羊角风（癫痫）

后，取出缝衣针，刺破人中穴，挤出一滴血即愈。

好神奇的一根针啊。你看，无论是心脑血管疾病、神经系统疾病还是呼吸系统疾病，无论多凶险、多要命的疾病，它都能治，而且"不留任何后遗症"。

然而，真有那么神奇吗？

前文我们已经说过急性心肌梗死的发病原理：它是在冠状动脉硬化的基础上发生冠状动脉血流突然中断，最终导致冠状动脉完全闭塞，造成心肌持久而严重地缺血，继而坏死。

而按照"缝衣针"秘籍操作时，仅仅是用针刺破皮肤的毛细血管，挤出其中一滴血，那么不管刺什么部位，都不会产生急救效果。即便10个脚趾尖都刺破，也绝不可能让冠状动脉恢复通畅，也解决不了冠状动脉硬化的问题。同样道理，用"缝衣针"秘籍救治其他急症患者也都缺乏科学依据。

比较而言，"掐人中"救命的说法流传更广。掐人中确实可形成一种强烈的疼痛刺激，问题是，对于晕厥，不管掐不掐人中，人都会醒。而像心梗、脑出血、脑组织被血肿压迫等情况导致患者处于昏迷状态时，无论你如何掐人中，人都不会醒。

有人说，缝衣针刺脚趾能不能起作用先放在一边，我们老百姓又不是专业医生，别的急救方法也不会，这个办法尝试一下也没什么坏处啊。这样想的话可就大错特错了。为什么？因为时间就是生命，如果把心思都放在扎脚趾上面了，延误宝贵的治疗时机，病人就会有性命之虞。尤其当病人心脏骤停时，必须争分夺秒地进行现场心肺复苏。

"掐人中"也是一样。用大拇指指甲掐人中时，其他四指会自然地在下巴处用力，就会使得患者嘴巴紧闭，口腔分泌物无法排出，有可能造成气道阻塞。此外，病人昏迷时有可能伴有呕吐物，掐人中时按压不正确使得气道闭合，可使患者窒息缺氧而危及生命。对牙齿松动或戴假牙的老年人采用掐人中方法，可能会造成牙齿脱落，掉入气道中导致窒息。

况且，各种病病因不同，病情有轻有重，而且因人而异，没有经过专业培训的人千万不要给急症病人随意扎针。遇到突发疾病，应第一时间拨打120，再根据医护人员的建议采取下一步救治措施。

缝衣针刺脚趾这样的错误急救方法流传很久了，为什么老有市场呢？我觉得，首先是因为大众打心眼里愿意相信，会有一种简单易行的医疗方法，能够达到玄妙、神奇的效果。其次就是，大家普遍对一些要命的大病、重病有恐惧心理，不想面对支架、搭桥、手术、开刀，宁愿选择这样的办法，期待尽快摆脱病魔的纠缠。

愿望总是好的，但是总得面对客观事实不是？

022

头痛、头晕，甚至牙痛，都和急性心梗有关吗？

早上起来，陈女士忽然觉得牙痛，心想，这上岁数了，各种病都来了。她找来镜子，想看看哪颗牙坏了，半天没找到，也未见哪儿有红肿。说不准到底是哪颗牙痛，用力咬牙，牙痛不加重，也不减轻。她心中暗想，这个牙痛可真有点不一样啊，而且带累得浑身都不舒服，坐立不安的。

她把这事告诉丈夫，丈夫也觉得奇怪。过了一会儿，丈夫忽然想起一件事，忙问陈女士有什么其他症状，是不是还感觉心慌、胸闷、憋气、恶心。陈女士回答：是的，你怎么知道？看着妻子有些青紫的嘴唇，丈夫的脸也变了颜色，忙扶着妻子躺在床上，然后拨打急救电话。

救护车来了，经过急救医生初步检查，认为陈女士是得了急性心肌梗死。

陈女士的症状看似是普通的牙痛，实际上是急性心肌梗死的不典型表现。幸亏她丈夫了解一些冠心病的知识，才没耽误治疗。

急性心梗的病人发病表现差异极大：有的发病后十分凶险、迅即猝死；有的病人表现轻微，甚至部分高龄老人、糖尿病病人、女性病人无胸痛的感觉，或仅有胸闷等感觉；还有一些病人疼痛的部位不典型，导致想不到是冠心病急症发作，而误认为是局部的问题，所以并未重视。此外，如果出现了不明原因的晕厥、呼吸困难、休克等，也应首先想到可能发生了急性心梗。

紧急情况在生活中难以避免，一旦发生，就需要我们拨打应急电话了。你当然会根据情况分别拨打 120、110、119 或者 122，电话拨通以后，应该迅速准确简练地告知对方自己需要怎样的救援及必要的信息，表述不清会耽误救援。而且，在救援人员到达前，还需要做一些准备工作。

拨打 120 时，应说明患者姓名、性别、年龄、当前所在地址、简要病情等，如不清楚具体地址，也要说明大致方位。尽可能说明患者患病或受伤时间，如果是意外伤害须说明伤害的性质、受伤部位等情况。还要与调度员约定等车地点，了解救护车到达的大概时间，准备接应救护车。待调度员问清有关情况后，等对方先挂断电话，自己再挂断电话。

拨打 110 时，要讲清案发的时间、地点、报案人姓名及联系方式，如对案发地点不熟悉，可提供具有明显标志的建筑物、大型场所等信息。要保护好现场，以便民警赶到现场提取物证、痕迹。不过，遇到刑事案件、治安案件时，应首先保护好自身安全。

拨打 119 时，必须准确报出发生火灾的单位或家庭的详细地址，包括街道名称、门牌号、周围易识别的建筑或其他明显标志；农村发生火灾，要讲明县市、乡镇、村庄名称和具体方位；大型企业火灾，要讲明分厂、车间；高层建筑发生火灾，要说明楼层。讲明燃烧物品（如化工原料、油类等）的存放位置、数量、性质、火势情况。耐心回答接线员的询问，待对方明确说可挂断电话时，方可挂断电话，然后立即派人到主要路口接消防车。

拨打 122 时，要准确报出事故发生地点及人员受伤、车辆损坏等情况。报警时同样要待对方问清情况之后再挂断电话。在交警到达之前注意保护现场，同时保护好自身安全。

拿我最熟悉的 120 电话来说，我认为，拨通 120 后，最好是急救调度员问你什么就回答什么，别抢话。

一般而言，出现了下列情况，建议在对病人进行力所能及的抢救的同时拨打急救电话。

（1）胸痛。胸痛最常见于急性心肌梗死，也可见于肺梗死、主动脉夹层动脉瘤、张力性气胸等，这些都是最凶险的急症，可以迅速危及生命。胸痛还可见于心绞痛、呼吸系统病变、纵隔病变、食管病变、胸壁损伤等很多情况。

（2）呼吸困难。呼吸困难往往也是很危急的，如急性左心衰、重症哮喘、气胸等，都可以迅速危及生命。

（3）心慌。突然出现的心率增快，尤其超过 120 次 / 分钟，可见于室上性心动过速，室上性心动过速发作时间稍长可以导致头晕、晕厥、胸痛、血压下降甚至休克；也可能是更加危险的室性心动过速，如果在发生急性心肌梗死时出现室性心动过速，则是心脏骤停的危险信号；如果心率突然低于 60 次 / 分钟，尤其低于 50 次 / 分钟，可能是严重的心脏房室传导阻滞，尤其在发生急性心肌梗死时的心率减慢，也是猝死的危险信号。

（4）血压急剧增高或急剧降低。血压急剧增高，可能会导致急性脑血管病、急性左心衰等；血压急剧下降，应考虑发生了休克。

（5）面色突然改变。如面色苍白，可能发生了消化道出血或实质性脏器破裂出血、各种休克等；面色青紫，可见于急性心肌梗死、窒息缺氧等。

（6）急性剧烈头痛。尤其平日有高血压的病人突然出现剧烈头痛，并伴有呕吐，可能是急性脑血管病的发病前兆，或已经发生了急性脑血管病。

（7）肢体瘫痪。可以是一侧肢体瘫痪、一个肢体瘫痪、双下肢瘫痪、四肢瘫痪，这些分别说明发生了急性脑血管病或神经系统的其他严重疾病。

（8）昏迷。突然发生昏迷，"怎么也叫不醒了"，可见于各种原因引起的心脏骤停、急性脑血管病、颅脑损伤、低血糖症、各种急性中毒等。

（9）抽搐。可能是癫痫大发作、癔症、小儿高热惊厥等，也可见于心脏骤停发生的瞬间。

（10）急性腹痛。可见于急性胰腺炎、消化道穿孔、急性阑尾炎、急性胆囊炎、肠梗阻、宫外孕破裂等，上腹痛还可见于急性心梗。其中急性出血性坏死型胰腺炎、急性化脓性胆管炎、宫外孕破裂、急性心梗等均可迅速危及生命。

（11）各种出血。除受外伤出血外，还包括一些内出血，如呕血可见于消化道溃疡、肝硬化食道胃底静脉曲张破裂，咯血可见于肺结核等，这些出血都可导致休克或窒息而危及生命。此外还有便血、尿血等。

（12）突然少尿、无尿或排尿困难。可能是泌尿系统出现了问题，如急性肾功能衰竭等。

（13）窒息。可见于气道异物梗阻、喉头水肿等。

（14）突然发生头晕、眩晕（周围景物旋转或自身旋转）。可见于急性脑血管病等。

（15）体温 39℃以上，伴有全身乏力、剧烈头痛、恶心呕吐等明显的全身症状。

（16）各种急性中毒。

（17）触电、溺水、自缢等。

（18）骨折、严重烧伤等。

（19）发病突然、症状明显、痛苦较大的一些急症。

（20）其他突发的各种紧急、严重的情况。

3

脑血管病：
院前急救做好，或可扭转局面

023

嘴歪、四肢无力、口齿不清，是中风了吗?

最近程先生有些反常，时不时就发呆、发脾气，而且十分固执，让他休息他却非要干活，有时还丢三落四。妻子心里嘀咕：这更年期来得是不是太早了？转念又一想，大概是因为程先生最近工作压力大，饮食不规律，睡眠不足，平时酒局有很多的缘故吧，"人在江湖，身不由己"。

这一天早起，妻子发现程先生又添了新毛病：头痛、流口水、说话不利索、肢体无力。妻子觉着不对劲，像是出大问题了，急忙开车将他送去了医院。检查结果让程先生两口子大吃一惊，原来程先生得了脑血栓，所幸病情还不严重。

和心肌梗死一样，得脑血管病的病人也越来越年轻化，我见过不少30岁就得了脑血管病的。和10年前相比，45岁以下的中青年中，脑血管病发病率提高了近一倍。这需要引起大家重视。简单来说，急性脑血管病分两种，一种是出血的，如脑出血，一种是缺血的，如脑血栓，虽然性质相反，但是表现症状极为相似，患者最主要的症状就是一侧肢体的感觉障碍、运动障碍，还可有不同程度的意识障碍等。

那么，有没有一个简单的判断急性脑血管病的办法，让普通老百姓都能掌握？还真有。这办法就是"一笑二抬三说"。具体方法就是让患者做三个动作：

笑一笑，看患者有无口角歪斜、左右脸不对称，判断有无面瘫；

抬一抬，让患者平举双臂，看有无一侧肢体不能抬起或肢体无力，判断有无偏瘫；

说一说，让病人回答问题或重复简单句子，比如说自己姓名、家庭住址，判断有无言语不清，甚至根本不能说话。

注意，这三个动作中，只要有一个异常，就要考虑是急性脑血管病发作，要赶紧打 120，同时进行急救。待急救中心医生进行抢救后，尽快到有 CT 检查条件的医院进一步检查，确诊后再进行有针对性的救治。

其实许多疾病发病前是有征兆的，比如说脑出血。脑出血起病较急，发病时间只有数分钟或数小时，在发生脑出血的患者中，50% 有先兆症状。

脑血管病常见的先兆症状主要有：

（1）突然出现剧烈头痛、头晕，感到周围景物发生旋转，甚至晕倒在地。当颅内压力增高时，疼痛将发展到整个头部。可伴有恶心、呕吐，或头痛、头晕由间断发作变成持续发作。

（2）突然感到一侧肢体、面部、舌头、嘴唇麻木，突然口歪，嘴角流涎，说话不清或讲不出话来。

（3）反应迟钝、行动迟缓，性格也一反常态，理解力下降。

（4）突然出现一侧或双侧的视力下降、耳鸣或听力下降。

（5）突然精神萎靡不振，总是想睡觉或整日昏昏沉沉。少言寡语，表情淡漠，突然发生短暂的意识丧失。

（6）血压急剧增高，可致颅内压增高。

一旦患者出现这些先兆，往往预示着急性脑血管病即将发生，甚至已经发生了。这时必须提高警惕。中风病人发病后 6 小时是救治的黄金时间，能否在黄金时间内接受规范治疗，往往决定着患者的预后。

024

脑血栓为什么常发生在清晨？

急性脑血管病就是我们俗称的"中风"，也叫"卒中"。急性脑血管病分为两类：一类是出血性脑血管病，包括脑出血、蛛网膜下腔出血等；一类是缺血性脑血管病，包括动脉粥样硬化性血栓性脑梗死（脑血栓形成）、脑栓塞和短暂性脑缺血发作。

清晨的确是脑血栓形成的高发时段。究其原因，一个是由于血压的变化。每个人都有生物钟，血压也会随着昼夜变化产生波动，夜间人睡着后，血压会有一定幅度的下降，血流速度减慢，从而容易形成血栓。另一个原因是血液黏稠度增高。有研究发现，夜间人体血液中红细胞压积以及黏稠度均相对增高，导致血液凝固性增强，长时间睡眠中没有补充水分，血液黏稠度更大，自然增加了脑血栓形成的风险。还有一种说法是，有可能和睡眠姿势有关——固定侧卧姿势使得颈部扭曲，压迫颈动脉，造成供血减少或静脉回流不畅，引发脑血栓形成。

因此，为预防脑血栓形成，睡前可以多喝一些白开水，降低血液黏稠度。当然，还是得对这类脑血管病有足够重视，平日里保持健康、有规律的生活方式。

脑血栓和脑栓塞都属于缺血性脑血管病，两者症状相似，常易混淆，但形成原因和发病情况都不同，治疗也就存在一定的差异。

	脑血栓	脑栓塞
形成原因不同	是由于动脉粥样硬化、各种动脉炎、外伤及其他物理因素、血液病引起的脑血管自身局部病变，形成血凝块，造成脑血管闭塞，导致脑组织缺血、软化、坏死而产生偏瘫、失语、感觉障碍等一系列中枢神经症状	是由于身体内其他部位的栓子脱落后，随血液循环流到脑血管中，堵塞脑血管，使得相应的脑组织供血、供氧完全中断，导致脑组织坏死。它发病在脑内，病根却在脑外
发病情况不同	常在安静和睡眠状态下发生，患者醒来后发现自己突然不能讲话，不能随意活动	发病前常有剧烈运动和情绪激动经历，往往突然发作

有的人会出现"小中风"的情况。通常人们所说的"小中风"，是指短暂性脑缺血发作，属于缺血性脑血管病的一种，一般症状持续时间较短，几分钟或几十分钟，至多不超过 24 小时，基本不留后遗症，多数患者意识清楚。

小中风是中风发生的前兆。美国科学家研究表明，发生小中风的 48 小时之内，发生中风的风险很高——24 小时之内，每 20 名"小中风"患者里就有 1 个人会发生中风。所以对小中风一定要有足够重视。有高血压、糖尿病等疾病的患者，如果出现一过性头晕、一过性头痛、一过性视物不清、一过性言语不利、一过性肢体麻木等症状，须警惕小中风，需要尽快去医院检查，采取相应措施，将患者的中风风险降到最低。

无论是小中风还是中风，这类脑血管病都是生活方式病，高血压、糖尿病、血脂异常、吸烟、肥胖、熬夜、心理压力大等都是引发中风的危险因素。因此，预防中风要从改善生活方式做起，合理饮食，适量运动，戒烟限酒，保持心理平衡。定期进行体检。

025

亲人脑出血，该不该搬动他?

严先生平日里身体还行，除了血压有些高，没什么大问题。元宵节的早晨，因为不舒服，严先生早早从睡梦中醒来，感觉头晕头痛，而且越来越严重，渐渐发展到了整个头部，并且突然开始呕吐。老伴见状吓得不轻，也没敢挪动严先生，只是拨打了急救电话，然后在一旁观察。不一会儿急救医生来了，经过检查后立即将严先生送往医院，诊断结果是脑出血。症状缓解后，医生还表扬了严先生老伴，她既欣慰又有些糊涂，原来当时什么都没做，还是正确措施啊。

出血性脑血管病是指非外伤性脑实质内的血管破裂引起的出血，占全部脑血管病的 20% ~ 30%，急性期的病死率很高，达到 30% ~ 40%，是现代人不折不扣的健康杀手。出血性脑血管病包括两种。一种是自发性脑出血，患者一般有长期高血压、动脉硬化病史，发病时往往由于情绪激动、用力过猛，血压明显升高，导致脑血管破裂。脑出血起病急骤，病情凶险，病死率非常高，是急性脑血管病中最严重的一种，为目前中老年人主要致死性疾病之一。自发性脑出血还包括动脉瘤、肿瘤、动脉炎、血液病等原因导致的出血等。另一种叫蛛网膜下腔出血，是颅内血管破裂后血流入蛛网膜下腔所致。常见的病因是颅内动脉瘤、颅内血管畸形、高血压和动脉硬化等引起的脑动脉破裂，病人以青壮年多见，其表现为起病急、剧烈头痛、恶心、呕吐等。

　　头晕、头痛、呕吐、肢体感觉障碍、运动障碍、昏迷以及瞳孔改变等都是脑出血的常见表现，有超过一半的脑出血患者在发病时会出现呕吐。呕吐一般和脑出血所致的颅内压增高有关，而且脑部的血液对脑膜造成了一定的刺激，此时就会伴随着明显的眩晕感，患者就容易有呕吐的情况发生。头晕和头痛也是出血的一侧头部颅内压升高的表现。

　　当有亲人发生脑出血的时候，家人如果没有经历过这样的事情，难免惊慌失措，不能正确处理。比如：

　　为了唤醒病人，用力拍打身体、摇动头部。

　　随意翻转、搬动、拖拉病人，甚至拼命摇动病人的身体。

　　在病人耳边高声呼叫其名字，企图将其叫醒。

　　在病人身边失声痛哭。

　　这样的做法于事无补，而且犯了急性脑血管病急救的大忌，要知道，这类疾病的患者最忌讳的就是随意移动，特别是晃动头部。

026

身边有人中风，可以喂水喂药吗？

阿司匹林具有抗血小板凝集的作用，服用后能显著减少脑血栓的复发率和病死率，已被广泛地应用于缺血性脑血管病的防治。

不过，一般人很难通过自身症状准确判断自己的脑血管病是脑血栓还是脑出血，这个时候就不能乱用阿司匹林等抗凝药物。如果是急性脑出血，服用阿司匹林可加重出血。所以，脑出血患者绝对禁止服用阿司匹林。

那么正确的急救方法是什么呢？你需要做的是：

（1）让患者绝对卧床，勿枕高枕。避免不必要的搬动，尤其要避免头部震动。病人家属应尽量克制自己的情绪，切勿大声叫喊、哭闹，保持现场安静。

（2）确保患者气道畅通，千万不要给他喂水、喂药，以免进入气道引起窒息。对于昏迷的病人，应采用稳定侧卧体位，以防止因舌后坠、呕吐等原因造成窒息。如果患者没了心跳、呼吸，应立即进行心肺复苏。

（3）拨打急救电话，请急救医生进行处理后，安全、迅速地送往医院。

（4）尽快到医院进行 CT 检查，定性、定位、定量后，再由医生决定治疗方案。

无论是缺血性还是出血性的急性脑血管病，都可以这样来处理。

027

"管好嘴，迈开腿"，连中风都能甘拜下风?

高血压是中风最重要的危险因素，它本身虽说没什么大碍，但会造成心、脑、肾、眼等重要器官的严重损害。

中风能够预防吗? 当然能，答案就是8个字：坚持健康生活方式。有些因素比如年龄、性别、基因等，我们无法改变，但像高血压、糖尿病、肥胖、血脂异常、吸烟、酗酒等，完全可以改变。坚持健康的生活方式，就可以有效预防中风。

具体来说，就是平衡膳食模式。每天的膳食应当包括谷薯类、蔬菜类、水果类、畜禽类、奶类、大豆和坚果类等食物。建议平均每天摄入12种以上。蔬菜和水果是维生素、矿物质、膳食纤维和植物化学物质的重要来源，这些食物对降低胆固醇、增加血管弹性、促进心肌代谢、保护脑血管健康有着不可替代的作用。奶类和大豆类食物富含钙、优质蛋白和B族维生素，多吃这些食物可降低慢性病的发病风险；鱼肉，特别是海鱼，含有不饱和脂肪酸，对改善血管的弹性和通透性、调节血压、抑制血栓形成都有很好作用。

水在生命活动中发挥着重要作用，应当足量饮水。

有适宜吃的就有不适宜吃的。烟熏和腌制肉类可增加肿瘤的发生风险。动物内脏像肝、肾以及鱼子什么的也应当少吃。还要注意，不能吃得太多、太油、太咸、太甜。建议成人每天的食盐摄入量不超过 6 克。提倡饮用白开水和茶水，不喝或少喝含糖饮料。成人一天的饮酒量，男性不应超过 50 克白酒或 1 瓶啤酒，女性减半，孕妇不能饮酒。

此外，适量运动对预防和改善脑血管病大有好处。

老年人脏器功能衰退，容易发生代谢紊乱，慢性病的发生风险也随之增加。因此，对于老年人来说，除了依从上述饮食建议，还要选择容易消化的食物。由于老年人咀嚼功能和胃肠蠕动减弱，消化液分泌少，容易出现便秘，患心脑血管疾病的危险性增加。粗粮含丰富的可溶性膳食纤维，常吃粗粮可减少肠道对胆固醇的吸收，促进胆汁的排泄，降低血中胆固醇水平。同时，粗粮富含植物化学物质，如木酚素、芦丁、类胡萝卜素等，它们具有抗氧化作用，可降低心脑血管病的发生风险。

老年人的蛋白质合成能力降低，对食物的蛋白质利用率较低，因此应多选用优质蛋白质。

钾、镁、钙能促进体内钠的排泄，有利尿的作用；镁能降低胆固醇，扩张血管；充足的钙摄入可以避免因缺钙造成的骨钙溶出和钙在软组织、血管壁的异常沉积。所以，适当补充钾、镁、钙能预防高血压、动脉硬化，从而防范中风。

028

高血压患者是不是降压越快越好？

唐先生早早就醒了，觉得不舒服：头两侧太阳穴的血管好像在剧烈跳动，脖子后也有搏动的感觉，感觉头晕，但又不是那种天旋地转的晕，而是头昏头胀，昏沉沉的。除此之外，还有些心烦，对什么事情都提不起兴趣。他起来洗了把脸，感觉头痛症状减轻了一些，但是手指有些麻木和僵硬。

是昨晚喝酒喝大了？还是睡觉睡晚了？这像是高血压的症状啊。他找来家用血压计测了一下，可不是嘛，收缩压都高于 180mmHg 了！

高血压病是最常见的心血管疾病之一，尤其在中老年群体中，患者很多。如果你经常出现头痛，尤其是睡醒时感到头晕、头胀、脖子有僵硬感、耳鸣、眼花，或发现自己常常健忘、注意力不集中、失眠、烦闷、乏力、四肢麻木、心悸，就应该到医院或者社区诊所量一量血压。诊断高血压病时，应在不同时间测量 3 次血压方能确诊。

如果发现身边亲人出现高血压急症，怎样急救？

（1）让患者立即平卧休息，保持安静，消除紧张情绪。

（2）保持镇静，可以服用安定 1 ~ 2 片。

（3）家中备有降压药物时，可以口服医生给开的或自购的平时疗效较好的降压药、血管扩张药。

（4）注意保暖。

（5）有条件的可以吸氧。

（6）如果出现昏迷，应有专人护理，取稳定侧卧位，并及时清理鼻腔和口腔内分泌物，保持呼吸道通畅。

（7）拨打急救电话，迅速送往医院救护。

高血压患者平时工作和生活应劳逸结合，保持充足且高质量的睡眠，注意锻炼身体，合理调节饮食，尽量食用低油、低盐食物，尽量避免高胆固醇食物。身体偏胖患者要适当控制体重，嗜好烟酒的人士要下决心戒烟、戒酒。

通过合理服用降压药物，让血压保持在一个正常水平或接近正常水平，对于缓解症状，预防脑血管意外、心衰、肾功能衰竭等一系列并发症有很大的作用。平时把功课做到家，才不至于出现危险后悔莫及。

降血压方法很多，不过很少有人能够将血压保持在一个稳定状态，这是因为人们在降血压的认识上存在误区。

（1）**凭自我感觉来估计血压的高低**　高血压患者症状的轻重与血压高低不一定成正比，这是因为每个人对血压高低的耐受程度不同，脏器损害程度与血压的高低也不完全相关。患者总是凭自我感觉估计血压的高低是错误的，正确的做法是定期定时测量血压，最好每周两次或多次。

（2）**首次服药剂量过大**　有些患者第一次使用某种降压药物时，由于身体一时难以适应，可能会产生心慌、晕厥等不良反应，感到服药后症状加重，尤其是一些老年高血压病人。因此，高血压患者开始服用降压药物时剂量宜小，一般主张是常用量的三分之一，之后逐渐增加至治疗量。首次服药出现不适后应停药。

（3）**服药越多越好**　有人错误地认为药吃得越多，血压就会降得越快，甚至自作主张增加剂量和降压药的种类，结果不仅不能达到良好的降压效果，反而会加重病情。

（4）**药价越贵效果越好**　其实药品的价格和效果不成正比，一些廉价的大众降压药同样有不错的疗效，服用适合自己的药物才是关键。

（5）**降压过快、过低**　血压降得过快或过低会使人感到头晕、乏力，还可诱发脑血栓形成等。降压的原则应是缓慢、持久和适度。

（6）**血压一降立即停药**　这样会使血压出现人为的波动，一般原发性高血压病患者需终生服药，即使血压降至正常值也不能停，否则容易回到治疗前的水平，甚至诱发更加严重的心、脑、肾并发症。正确的方法是如果用药后血压下降，采用维持量继续服药或在医生的指导下逐步减少药物的种类和剂量，力争用最少的药量达到最理想的治疗效果。

（7）**不根据病人年龄及具体情况，一味要求降压到"正常"水平**　这样会影响病人脏器的功能。正确的方法是，根据病人的年龄、脏器的功能，将血压降到适当的水平，特别是老年人不可过度降低血压。一般老年人血压控制目标值小于 140/90 ～ 150/90mmHg 即可；糖尿病或慢性肾脏病合并高血压患者，血压控制目标值小于 130/80mmHg。

（8）**单纯依赖降压药，不做综合性治疗**　高血压是多因素造成的，治疗也需要采取综合性的措施，否则不可能取得理想的效果。除了选择适当的药物外，还要坚持健康的生活方式。

4

家庭意外：
事发一招救命，功夫下在平时

029

发生急性腹痛，能不能
吃止痛药？

几个老同学好几年不见了，再见时一顿大吃大喝是免不了的。觥筹交错、大快朵颐过后，小孙突然发觉上腹部剧烈疼痛，感觉像是用刀割肉一样，又像是烧灼样痛，而且疼痛很快扩散至整个腹部，用手按压时感觉疼得更厉害了。后来小孙甚至开始呕血，根本说不出话。

这是怎么了？同学们七手八脚将他扶上车，赶紧去医院。经过诊断，原来是暴饮暴食造成的胃穿孔。

恶心不适、呕吐暗红色或咖啡色液体（可混有食物），并且出现头晕、心悸、面色苍白、脉搏细弱、血压下降、意识不清，还可有黑便，这些都是上消化道出血的表现。

上消化道出血主要见于胃、十二指肠溃疡，肝硬化导致的食道胃底静脉曲张，急性胃黏膜病变，胃癌，胆管或胰腺病变，血液病等。

胃出血是较常见的上消化道出血，过去多是由胃、十二指肠溃疡引起，而近些年多由酒后胃黏膜损伤等引起。切莫小看胃出血，它也有 10% 的死亡率。

无论什么原因引起的上消化道出血，都需要采取及时、正确的急救措施，具体的做法是：

（1）立即令患者取侧卧位，防止血液、食物等误吸入气道，引起窒息或吸入性肺炎，特别是体质较差的老年人和孩子，更应注意此类风险。当患者血压较低、神志不清、平卧位出现呕血时，应将患者头偏向一侧，避免误吸，并及时清理口腔里的呕吐物。

（2）让患者保持镇静，消除紧张情绪，注意保暖。

（3）双手适当压迫腹部，有时可缓解腹痛。

（4）如果大量失血，常合并失血性休克，此时突然坐起或站立时往往会因一过性脑缺血而晕厥，导致摔伤等意外发生，所以患者一定要保持卧位。

（5）一旦出现呕血或者黑便，立即停止进食、饮水，也不要服用药物，以免加重出血。

（6）拨打120，及时去医院诊治。

注意：急性腹痛在没有确诊之前不能吃止痛药，更不能打止痛针，以免掩盖或者加重病情，要密切观察病情变化，并立即送往医院。

另外，健康的年轻人尽量不要饮用烈性酒，饮酒一定要有节制，不要过量饮酒。平时规律饮食。有胃出血病史的人最好不要饮酒，充分休息，避免过度劳累和熬夜，加强体育锻炼。

030

老人洗澡时该不该锁门?

陈女士去卫生间洗澡,好久都没有出来,她先生去看,发现陈女士晕倒在地上,赶忙帮她披上衣服抱到客厅。不一会儿陈女士醒过来,先生问她怎么了,她也说不清楚,不知怎么就晕倒了。陈女士的先生比较有经验,问陈女士有没有什么异常感受,是否感到晕眩,让她活动活动胳膊腿,看身体各部位是否受伤,见她一切无碍后才放下心来,给她端了杯热水,让她好好休息。

洗澡当然是件舒服惬意的事,但大家或许都有这样的感受:洗澡时间长、水温过高、饥饿时或饱餐后洗澡,会出现心慌、头晕、四肢乏力,甚至晕厥,诱发心脑血管急症等状况。尤其是体质差的人或老人、孕妇更应该注意。

为什么会这样呢?原因大致有四个:一个是洗澡时热水或蒸汽会使外周血管扩张,血流变快,脑部容易产生轻微的供血不足,因而出现头晕;二是因为洗澡会消耗很多能量,空腹洗澡容易出现低血糖;三是浴室空间狭小、环境封闭,洗澡时间过长,容易因缺氧引发晕厥,还可能造成摔伤等其他伤害;四是饱餐后,人的消化系统开始工作,大量的血液转移到胃部,其他器官血液相应减少。对于患有心血管疾病的老人,餐后马上洗澡可能会导致脑血管供血不足,引起心脑血管急症。

如果发现有人晕倒在浴室，可以从以下几方面进行救助：

（1）及时关掉热水器，以防一氧化碳中毒（燃气热水器）或烫伤。

（2）仔细检查摔倒者，询问情况，如果没有反应，说明已经昏迷。然后检查是否还有呼吸，如果没有，立即做心肺复苏。有呼吸的话，将其调整为稳定侧卧位，保持呼吸畅通，然后拨打急救电话。

（3）如摔倒者意识清楚，询问其情况，看有无剧烈头痛、恶心呕吐、口角歪斜、言语不清、肢体无力、瘫痪、大小便失禁等症状，以排除急性脑血管病发作引起的晕倒。

（4）判断是否有出血、骨折等情况，如果有，则及时采取止血、包扎、固定等措施。如是骨折，则疼痛明显，局部会出现肿胀和瘀血，压痛明显，影响正常活动。如出现肢体感觉减退或消失，肢体不能自主运动，应考虑脊柱脊髓损伤、外伤性截瘫，此时禁止搬运患者，以免加重损伤，然后拨打120寻求医生帮助。

（5）如无大碍，只是一般摔倒，可抱摔倒者离开浴室躺下，让其喝一杯热水，慢慢恢复正常。

（6）如是浴室过热引起晕倒，打开窗户通风，适度降低室温。冬天注意保暖，及时擦干身体，盖好衣物以防感冒。

陈女士这起意外能给大家提个什么醒呢？像心脑血管病患者、糖尿病患者、高血压患者，以及体质差的人或老人、孕妇，在洗浴时要注意以下几点。

（1）**水温不宜过高** 很多人喜欢洗热水澡，觉得温度越高越好，这是不正确的。水温过高会引起心跳加快、血压升高，热水造成血管扩张，血压随之趋于下降，淋浴时大量血液聚集在下半身，导致心脏、大脑供血不足。水温过高也会致使体内能量消耗大而造成疲劳。适宜的洗浴水温应与体温相接近，即 37 ~ 41℃。

（2）**时间不宜过长** 洗澡时间过长，头部血液供应相对减少，易导致脑缺血而发生意外，尤其是老年人，还易引起心脏缺血、缺氧，甚至诱发严重的心律失常而猝死。一般来说，淋浴 15 分钟较为合适，最长不宜超过 20 分钟。患有严重冠心病、高血压的老年人，洗澡前最好服用药物预防。

（3）次数不宜过多　一天之内不宜超过两次。洗澡过于频繁，会消耗不必要的体力，也会损伤皮肤角质层，导致皮肤干燥瘙痒。

（4）温差不宜太大　很多人洗澡时怕冻着，将卫生间温度调得很高，而其他房间温度低，结果洗完后冷热交替刺激，引起血管收缩，导致血压升高，增加了高血压患者发生心脑血管急症的概率。

（5）空腹不宜洗澡　前面提过，空腹洗澡时容易出现低血糖造成的头晕或晕厥。所以洗澡前可以喝一杯加糖的温开水。

（6）饭后不宜洗澡　刚吃完饭，大量血液集中在消化道，来完成食物的消化吸收，此时洗澡会因皮肤血管扩张而妨碍消化系统的工作。最好在餐后 1 小时再洗澡。

（7）酒后不宜洗澡　喝酒会造成血管扩张，洗澡会进一步加剧血管扩张，引起血压下降，导致晕厥，甚至危及生命。

（8）洗澡时不宜锁门　特别是老年人，不要锁死浴室门，一旦发生危险，家人好及时相救。

（9）地面应防滑　好多人都是在浴室洗澡的时候滑倒摔伤的。

031

老人摔倒，为什么要去医院检查内脏？

因为卫生间忘了放防滑垫，92 岁的王奶奶上厕所的时候摔了一跤，头部划破一个 3 厘米长的伤口，当时就流了好多血。过了好一会儿，王奶奶的女儿才发现，赶忙扶她起来，但是王奶奶已经动不了了，女儿叫来邻居一起才把老人扶起来。

看着老人的情况不对劲，又不清楚除划伤以外还有没有其他伤情，女儿打电话叫来了救护车，将老人送往医院。经检查，摔伤还造成肋骨骨折，断裂的肋骨插入肺部，导致气胸、胸腔积血，整个肺功能都受到了影响。经过住院治疗，加上回家休养，过了好长时间王奶奶才彻底康复。

卫生间里摔了一跤就造成这样严重的后果，大家可能会觉得这也太巧了吧。在此有一点需要提醒大家：老年人骨质疏松，发生骨折的概率会很大。

发生肋骨骨折，局部疼痛是最明显的症状，并且随咳嗽、深呼吸或身体转动等而加重，有时病人自己可以听到肋骨骨折处有"咯噔咯噔"的骨摩擦音。骨折可发生在一根或数根肋骨上，每一根肋骨上一般只有一处折断，也有少数肋骨会有前后两处折断。

除了摔伤会引发肋骨骨折，重物打击、碰撞、拳击等暴力直接作用于肋骨，均可导致肋骨骨折。

若骨折断端刺破胸膜，空气从外界进入胸膜腔，可形成气胸。流入的空气使伤侧肺压缩，影响正常呼吸功能和血液循环。

单纯性肋骨骨折的治疗原则是止痛、固定和预防肺部感染，可口服止痛药，必要时可肌注止痛剂。

一般来说，第 4 ~ 7 根肋骨的骨折发生率较高。发生骨折后如何正确固定？

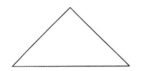 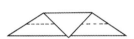 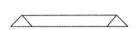

① 将 3 条三角巾，均折叠为 4 ~ 5 横指宽的条带。

② 分别围绕胸部紧紧包扎，于呼气末时在健侧腋中线打结，使 3 条条带松紧度相同。

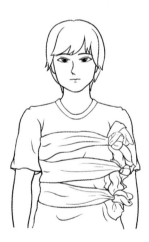

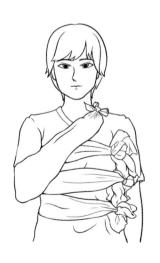

③ 再用三角悬臂带悬吊伤侧前臂。

骨折常伴有局部肿胀、青紫、出血、肌肉组织损伤等情况，机体本身对这些损伤有自行修复能力，加强营养可促进恢复。

另外，骨折患者在伤骨愈合前应尽量减少活动患处。

跌倒，在我国伤害死亡原因中排第 4 位，而在 65 岁以上老年人中排在首位。老人的跌倒主要分为两种：一是因病导致的跌倒，如心脏病、高血压、低血糖等发作，尤其是出现头晕、晕厥等情况，就会跌倒，同时还会发生各部位的跌伤；另一个是非疾病导致的跌倒，包括走路绊倒、被撞倒等，同时，紧张、惊吓也可诱发心脑血管急症等，进而导致跌倒。

很多老人，特别是高龄老人，常在冬天发生意外，冬天对老年人来说算是个坎。老年人一旦发生骨折，需要长期卧床，容易发生肺部感染、泌尿系感染等，还可能形成下肢静脉血栓，造成一系列的麻烦。

如何预防老人摔倒？

（1）严寒之时，可适当提高室内温度，以免穿得过于臃肿，影响活动。另外，应选择舒适、防滑的鞋子。

（2）夜间在适当的地方放置小夜灯，方便起夜时去卫生间。卫生间、厨房地面保持干燥，铺设防滑地砖。上下楼梯的时候要扶着栏杆。

（3）不要让老年人单独生活、单独外出，雨天、雪天时尽量不要外出。

（4）睡醒后要等一会儿再从床上坐起，坐起后要等一会儿再站立，站立后也要等一会儿再行走。

（5）平时注意膳食均衡，要多吃含钙食品，如奶制品、豆制品等，多吃富含蛋白质和维生素 C 的食物。

（6）适量锻炼、多晒太阳，这对延缓肌力减退、改善骨质疏松有益。但要注意在气温适宜、空气质量良好时外出活动。

032

如何分辨扭伤还是骨折？

　　63 岁的周先生退休后和老伴一起在家带孙子。一天，读小学四年级的孙子做完作业后，吵着要和爷爷玩掰手腕。"前两盘我让着他，孙子说不好玩，后来第三盘我开始使劲。"周先生说。孙子眼看快输了，突然将双手及整个身体都压在他的前臂上。而周先生想一使劲赢下来，却感觉"咯吱"一声，伴随着一阵刺骨的剧痛，他的右手前臂突然不能动弹。

　　一开始周先生以为是扭伤了，想着抹点药油一会儿就能好，可是到了下午，手臂肿起了老高，到医院拍片检查，发现是右侧尺骨骨折，需要手术。

　　周先生发生这么严重的骨折，并不是因为 10 岁孩子力气多大，老年人骨质疏松，骨骼脆性增加，才是主要原因。

　　凡发生骨折或疑似骨折，均必须立即在现场采取骨折临时固定措施，注意，此时的固定并非让你复位或矫正畸形，目的是避免加重骨折断端对血管、神经、肌肉以及皮肤等组织的伤害，另外还可以减轻疼痛，防止休克，也便于移动和搬运。

　　手臂骨折固定时，让伤者另一只手托住伤臂，保持自然姿势即可，一般不会加重伤情，再说，去医院前也没多长时间，可以不用担心。一般手心不会朝前、朝上或朝下，而是朝向后方，也就是朝向伤者自己的身体。

　　下面介绍几种前臂（尺、桡骨）骨折的固定方法，学会了这些知识，即使伤者旁边没有专业医生，你也可以进行专业的急救。

夹板固定法

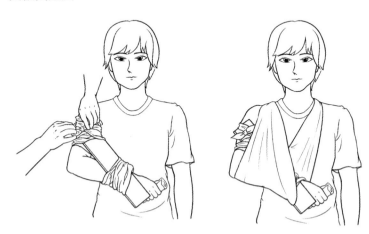

　　将两块长度从肘至手心的夹板分别放在前臂的外侧（手背侧）与内侧（手掌侧），并在手心垫好毛巾、衣服等软物，然后分别固定夹板两端；再用大悬臂带将前臂悬吊于胸前，使肘关节屈曲。如果只有一块夹板，则放在前臂外侧（手背侧）。

　　铝芯塑性（SAM）夹板固定法　这种夹板既有一定的坚挺性，又有较强的可塑性，是一种比较理想的夹板。这种夹板的固定方法同上。

　　充气夹板固定法　这种夹板携带和使用都很方便，也是值得推广的一种夹板。先将充气夹板套在伤肢上，然后向夹板内吹气，最后用大悬臂带悬吊前臂。

　　如果没有合适的夹板，也可以利用身边常见的物品。

　　毛巾被、毯子固定法　将毛巾被或毯子折叠成大小、厚度适当的夹板，包绕伤肢、固定，再用大悬臂带悬吊前臂。

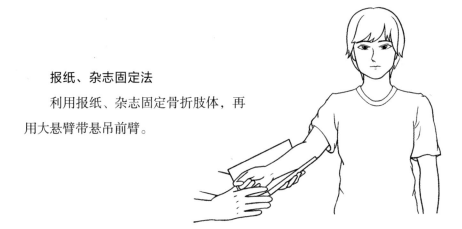

报纸、杂志固定法

利用报纸、杂志固定骨折肢体，再用大悬臂带悬吊前臂。

衣襟固定法

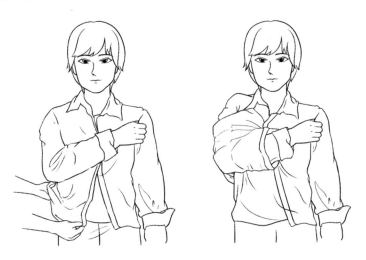

利用伤员身穿的上衣，将伤侧肘关节屈曲贴于胸前，把手插入第三、四纽扣间的衣襟里，再将伤侧衣襟向上提起反折，把伤侧衣襟下面与健侧衣襟上面的纽扣与扣眼相扣，也可以用带子将伤侧衣襟下角与健侧衣领系在一起，最后用腰带或三角巾条带经伤侧肘关节上方环绕胸部一周打结固定，限制上臂与前臂活动。

033

出现有害气体泄漏，急救时
如何防止"买一赠一"？

肖老汉到自家林地割草，随手将割下来的杂草堆在了林地旁边的稻田里，为了快速清理这些杂草，肖老汉选择了"燎荒"的方式，将杂草点燃。因当天风大，肖老汉担心火苗把旁边的田地引燃，就守在现场看着，不知不觉中吸入大量浓烟，感觉胸闷气短，咳嗽不已，同时还让烟气熏得头痛、眼睛刺痛。

回去之后，这些症状好几天得不到缓解。原来那天的烟气刺激到他的呼吸道黏膜，导致急性支气管炎。

吸入有毒气体是致命的。吸入浓烟后，身体往往处于缺氧状态，因此需要紧急救援。如果你是急救人员，不要急于冲进火场或浓烟之中抢救伤员，要知道，封闭空间里弥漫着的烟雾很快就能熏倒所有没带防护装备的人。

烟气也分多种，最常见的有：

（1）**一氧化碳** 机动车排放的尾气，火灾中的浓烟，在无通风设备的室内烧煤产生的烟，被阻塞的烟囱烟道倒灌的烟，煤气或煤油加热器、煤气热水器未充分燃烧所排放的烟气，长期封闭的地窖、窨井以及火药爆炸产生的烟中都含有一氧化碳。一氧化碳极容易和血红蛋白结合成碳氧血红蛋白（一氧化碳与血红蛋白的结合力比氧大 300 倍），使血红蛋白丧失携氧能力，造成组织缺氧，对脑组织影响最为严重。

浓烟有时比火焰更可怕，常含有材料燃烧产生的有毒气体。浓烟中除一氧化碳外，还有其他有毒气体，如氮氧化物等，多来自火灾。吸入浓烟后，会导致咳嗽，呼吸困难、带有杂音，还有可能造成呼吸道烧伤、烟灰堵塞口鼻，甚至发生昏迷。

（2）二氧化碳　地下深处的封闭场所容易积攒二氧化碳，比如煤矿、矿井等燃烧产生的烟。吸入二氧化碳会造成头痛、憋气、意识模糊甚至失去知觉。

（3）溶剂和燃料燃烧产生的烟　比如燃油、清洁剂等燃烧产生的烟。吸入这样的烟雾，会造成头痛、呕吐、意识受损。

总之，这样的烟雾会导致不能正常呼吸。对于吸入浓烟和有毒有害气体的急救，可以从以下几方面去做：

（1）迅速离开浓烟来源区域，脱离中毒环境。如在室内，抢救者应立即打开窗户通风，帮助中毒者尽快转移到有新鲜空气的空间，冬季注意保暖。

（2）确保中毒者气道畅通，防止窒息。让昏迷者侧卧，防止呕吐物吸入呼吸道引起窒息。

（3）情况严重者立即吸入高浓度氧气。昏迷或抽搐者，可头置冰袋。

（4）及时拨打急救电话120。必要时，把一氧化碳中毒病人尽快送往具备高压氧治疗条件的医院，高压氧治疗是促进碳氧血红蛋白解离最有效的办法，往往可以挽救生命，防止或减少并发症和后遗症的发生。

034

给急性煤气中毒的人灌醋有用吗？

钱先生在一个建筑工地上打工，和工友们住在一处简易工棚里，冬天没有暖气，就烧煤炉子取暖。这一天清晨，其他工棚的工友们看他们的屋子一直没有动静，就过来叫他们，这才发现钱先生和同屋的小冯煤气中毒了。

小冯头痛、头晕、乏力、恶心、呕吐，但是还有知觉，钱先生的状况却要严重得多，怎么叫也叫不醒，四肢发冷，嘴唇呈樱红色，枕头上有不少呕吐物，大小便失禁。大家急忙给他们裹上棉被，抬到室外空气流通的地方。救护车来的时候，小冯问题不大，钱先生则被抬上车送往医院急救。

每年一到冬天，急性一氧化碳中毒，也就是俗称的煤气中毒的患者就多了起来。尽管现在用煤炉子的少了，但仍有不少家庭使用燃气热水器，如果安装或者使用不正确，仍有可能导致一氧化碳中毒。我在北京急救中心工作的时候，时常去抢救急性一氧化碳中毒患者，我记得最严重的一次死了16个人。

急性一氧化碳中毒，通常按严重程度分为三度：轻度中毒，表现为头晕、头痛、头胀、耳鸣、恶心、呕吐、心悸、乏力、嗜睡等；中度中毒，表现为面色潮红，口唇呈樱桃色，脉搏增快，昏迷，瞳孔对光反应、角膜反射及腱反射迟钝；重度中毒，除上述表现外，还会出现深昏迷，各种反射减慢或消失，大小便失禁，呼吸浅表或出现潮式呼吸，血压下降，瞳孔散大或不等大。

如果发现有人急性一氧化碳中毒了怎么办？

施救者要放低身体姿势进入现场，因为一氧化碳比空气略轻，常会聚集于房间中上部，恰好处于人的口鼻的高度附近，如果以站姿进入现场，会吸入更多的毒气。

进入现场以后，赶快开窗通风，关掉泄漏煤气的设施，然后把患者移到室外。如果是轻度一氧化碳中毒，通过呼吸新鲜空气，患者往往很快就能恢复。

对于已经昏迷的患者，首先要保证其气道畅通，防止因呕吐导致的窒息，这件事最重要。可以采取稳定侧卧位，并立即拨打急救电话，尽快去医院，进行高压氧治疗。

关于急性一氧化碳中毒的急救，民间有一些土方法，基本上都是帮倒忙，不提倡使用。被普遍使用的土办法有灌醋、灌酸菜汤等，这不仅对缓解一氧化碳中毒毫无作用，而且容易造成患者窒息。还有一种方法是让一氧化碳中毒患者冻着，这就更不可取了。一氧化碳中毒后，患者本身身体就虚弱，抵抗力就差，大冬天的，还让患者在外边冻着，很容易发生肺炎。因此，不但不能冻着，还得保暖。

035

沼气无毒，为何还会有人沼气中毒？

有一年，在广西平果县新安镇汤那村黄胎屯，一名村民下到自家储水池，拆除顶部模板时被困，晕倒于水池内。随后，8名乡亲闻讯赶来，先后下到水池内救援，但也一个接一个地晕倒在水池内。直到这时，在场的村民才意识到，可能是水池内存在有毒气体，所以迅速用工具在水池旁边砸出了一个约60厘米宽的缺口，以便通风透气。这一措施给随后的救援人员纾解了危险，但可惜的是，9人被救上来后，虽然经过抢救，没能出现奇迹。

后经过调查，9名村民系沼气中毒死亡。现场勘查后发现，村民在建造家庭蓄水池的过程中，在池内底部残留有13厘米高的发黄混浊的积水，池内有陈旧木头、木屑和其他杂物，施工以后一直处于高温环境下并封闭32天，导致池内在高温厌氧条件下产生沼气。沼气本身基本是无毒的，所谓的"沼气中毒"主要是由缺氧导致的。

除了进入未经通风的密闭地窖，其他如使用燃气热水器、在汽车空转时开空调且车窗紧闭，都容易造成缺氧或者一氧化碳中毒。

从这件事情里，大家应该汲取什么经验教训呢？

在这场悲剧里，如果一开始先通风，等水池内进入适量新鲜空气后再下去取东西就没事了。或者出现问题后第一时间砸开缺口尽快通风透气，也许能减少中毒的发生。

到较深的储存井，特别是很长时间没人下去取过东西的井中时，事先应该测定井内的氧气是否充足。测定的方法是将点燃的蜡烛用绳子送到井底，观察其燃烧情况，如果蜡烛熄灭，说明井内缺氧，不能马上下去。

在窖内进行蔬菜选择、分类存放或整理菜窖等长时间劳动时，应该敞着窖门进行工作，而且每隔 1 ~ 2 小时要离开地窖，到地面上休息一段时间，呼吸一下新鲜空气。

若在窖内劳动时出现头晕、头痛、眼花、胸闷等情况，要尽快走出地窖。

特别需要注意的是，一旦发现有人晕倒在菜窖里，千万不可贸然下窖救人，而应先采取相应的保护措施，等下面环境安全了再下去施救，以防救人不成，反而自己发生中毒。

当发现或怀疑有人发生一氧化碳或沼气中毒时，应立即采取下述措施：

（1）立即采取措施通风，在确保自身安全的前提下迅速将患者转移至空气流通处。

（2）确保患者呼吸道通畅，对意识不清者应采取稳定侧卧位，以防呕吐物吸入呼吸道引起窒息。这是现场急救最重要的一点。

（3）中毒情况严重的，应该立即拨打急救电话，送至医院抢救。

036

"是药三分毒"，老年人如何预防药物中毒？

窦先生有冠心病，服用过阿司匹林等药品。最近又添了新毛病，老觉得自己恶心、呕吐、胃痛，还有眩晕、出汗、面色潮红、鼻出血、视力模糊等症状。怎么回事，上岁数了添新毛病，胃也开始"作妖"了？他找来健胃消食片和肠胃灵，吃了几次，非但没好转，反而出现烦躁不安等症状，这才赶去医院诊治。医生全面了解、检查后，诊断为过量服用阿司匹林。

阿司匹林又名乙酰水杨酸，有抗炎、解热、镇痛和抗血小板凝集作用，应用于疼痛、发热、风湿、类风湿、冠心病等的治疗，是最常用的药物之一。中毒的主要原因是误服或长期过量服用。

药物中毒是由药物引起的中毒，是急救工作中常见病例。药物中毒分为哪几种情况？无外乎吃错药、药物剂量过大、服用了过期变质的药、合并用药不当等。急性药物中毒不及时处理，对身体伤害很大，所以要尽快进行急救。

为什么要强调老年人的药物中毒呢？这是因为，老年人药物中毒的可能性相对大一些。

老年人记忆力减退，有时候难免犯糊涂，增加了服错药的可能；不少老年人同时患有多种疾病，有时候需要吃上一大把药片，由于老年人各脏器功能均有不同程度的减退，就容易造成药物在体内蓄积中毒。另外，有的老年人因神经系统的衰老而伴有精神上的疾病，常出现服药过量、滥用、误服等情况。

老年人药物中毒大致有以下几种情况。

（1）**阿片类药物中毒** 包括阿片、可待因、吗啡等镇痛、止咳、麻醉类药物。轻度急性中毒患者表现为头痛、头昏、恶心、呕吐、兴奋或抑制；重度中毒患者有昏迷、瞳孔呈针尖样大小、高度呼吸抑制、血压下降等症状。

（2）**催眠类药物中毒** 轻度中毒，患者入睡但呼之能醒，醒时反应迟钝，言语不清。重度中毒，患者表现为昏迷、反射消失、呼吸浅慢、瞳孔缩小或散大。如不及时抢救，很可能因呼吸和循环衰竭而死亡。

（3）**氨茶碱中毒** 这类药物具有强心、利尿、扩张支气管平滑肌的作用。静脉注射量大、浓度高、速度快可致头晕、心悸、严重心律失常、惊厥、血压剧降等严重反应，甚至突然死亡。

掌握急性药物中毒的急救方法十分重要，有时甚至成为拯救老年病人生命的关键。老年人药物中毒，应该如何急救呢？

家里人发现有老年人药物中毒以后，应该立即查明中毒原因，了解药物名称和毒物进入人体的途径、时间、剂量。

药物经口进入，由胃肠道吸收引起中毒，在没有特殊禁忌情况下，应立即采取催吐的方法。如果服用时间短，药物刚进到胃里，还未到达肠道，可以催吐：用手指或其他物体刺激舌根部吐出。催吐时，应将老人摆放成稳定侧卧位，避免呕吐物进入气管而发生窒息。

但是，如果老人已经昏迷，或有食管静脉曲张、消化道溃疡病、严重心衰和全身极度衰竭等情况，则禁用催吐，以防止老人呕吐导致窒息，或加重病情。同时也应使老人取稳定侧卧位，以防因舌后坠或呕吐引起的窒息。

需要提醒的是，不要非到了中毒的程度，才引起对老年人服药过量的重视，特别是患慢性病的老人应尽量少用药。老年人肝肾功能减退，用药时间过长，可导致不良反应。用药需遵医嘱，应根据病情以及医嘱及时停药或减量。切忌不明病因就随意过量服用药物，以免发生不良反应或延误医治。

037

流鼻血时，该不该向后仰头，举起双手？

打篮球时总要激烈对抗，受伤也难以避免。这不，小诚和同学打球时鼻子被撞伤，肿了起来，还流了血。轻伤不下火线，小诚坚持着做了篮下突破，这才在叫好声中到场下撕了点卫生纸，把鼻孔堵上，接着又上场坚持打完比赛。

比赛结束后，小诚发现鼻血居然还没有止住。他换了几次药棉，还是没有效果。这是什么情况？这么流下去，是要让身体里的血液都流尽吗？一向胆大的小诚居然也害怕了。

鼻出血是由多种原因引起的，可分为局部和全身性两种。

局部原因，只和鼻子有关，指由于各种原因引起的鼻部病变或受伤，血液从破损的血管流出，继而经鼻腔从前鼻孔和／或后鼻孔流出；全身性原因，包括高血压、血液病等，还包括邻近部位出血后流经鼻腔，继而自前、后鼻孔流出。另外，大量咯血、呕血时也可从前后鼻孔流出血液，但并不属于鼻出血范畴。

在儿童和青少年中间，流鼻血是常有的事情。鼻子容易出血，和它的解剖结构有关，双侧鼻中隔前部的毛细血管区的黏膜血管丰富且表浅，称"李氏区"或"易出血区"，而孩子的鼻黏膜又很娇嫩，当鼻腔黏膜干燥、鼻腔有炎症或受到刺激时，就更容易出血了。不过不用担心，孩子成长过程中鼻黏膜慢慢增厚，鼻出血的情况也随之减少。

鼻出血的止血方法有很多，作为普通百姓，掌握其中简单易操作的方法就够了。

一是指压鼻翼。这是家庭治疗鼻出血或现场紧急止血最常用的有效方法。以拇指、食指捏紧两侧鼻翼，稍向后上方用力压迫 5 ~ 10 分钟即可，同时让患者低头，身体前倾，张口呼吸，不要吞咽，以免影响止血效果。

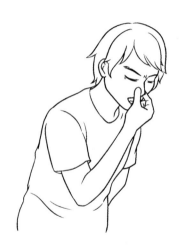

二是局部冷敷。用冷水浸湿毛巾，置于前额、鼻根部降温。这种冷敷止血法可以使鼻黏膜血管反射性收缩，从而达到止血目的，如与指压法配合应用，可加强止血效果。

要是孩子的话，家长还要尽量安抚好孩子的情绪，使其保持安静，避免哭闹。

严重鼻出血也可导致休克，反复鼻出血可造成贫血，出现这样的情况就要去医院检查，以排除鼻炎、鼻腔异物、鼻腔肿瘤或血液病等情况。

关于流鼻血的处理方法，民间有一个绝招叫作"举手投降式"。

这个绝招具体操作是这样的：仰头，举起流血鼻孔的对侧手，比如左侧鼻孔流血，就要举起右胳膊。

鼻子出血，和胳膊有什么关系？仰头举手有没有科学道理？这个方法有用吗？

先来了解一下止血的原理。当我们受伤流血时，血液中的血小板会通过释放血管收缩物质，使其黏聚成团，堵塞损伤的血管，促进凝血块的形成。另一方面，受损血管收缩，可使出血量减少，甚至直接封闭血管，防止继续流血。

由此我们可以明确，举胳膊止血法并不科学。它既不能增加血小板的数量和活性，又不能收缩、封闭血管来控制血流。有人为它寻找理论依据：举对侧手是不是能够引起神经兴奋从而收缩血管呢？实际上，鼻腔的黏膜血管收缩受交感神经控制，属于内脏神经系统，不受意志左右；上肢的动作受臂丛神经的控制，属脊神经，受人的意志影响，单纯对运动神经的刺激不能影响交感神经。

鼻出血之后千万不能仰头，仰头时表面上看鼻腔是不出血了，但是血往里面流，通过后鼻孔进入食道，容易刺激胃肠而引起恶心呕吐等不适，还可能会误吸入气道。如果血液误入气道，有可能造成窒息，甚至危及生命。

鼻出血也不能随便找卫生纸或棉花堵鼻孔，这样达不到很好的止血效果，而且没经过严格消毒的纸巾，容易引发感染。同时，干棉花或纸巾团容易粘在鼻黏膜上，取出时可能会撕裂刚止住血的伤口，引起再次出血。

另外，其他一些"民间妙招"如流鼻血时拍手背，脸部朝上，用手背在腋窝处用力击打数下，也没有科学道理。

038

"头孢就酒，说走就走"，
还能回头是岸吗？

陈先生感冒了，正吃着头孢和其他感冒药。尽管生病，但是他也没太当回事，最起码晚上的饭局不能耽误。和朋友吃饭当然少不了喝酒，陈先生也没少喝。不过随后出现胸闷气短、心率加快等状况，感觉呼吸困难，同时还伴有面部潮红、四肢乏力、头痛、恶心、头昏。身体不舒服，感觉这酒也喝不动了，这可是从来没有过的事。朋友看到他脸色不好，状态不对，都劝他别喝了，赶快回家休息休息。

第二天说起这个事，别人都告诉他，吃着头孢千万不能喝酒，这个可不是儿戏！

酒精在进入人体之后，首先通过肝脏代谢成乙醛，乙醛又会在乙醛脱氢酶的作用下代谢成乙酸，最后再转化成二氧化碳和水排出体外。酒量好的人，很可能就是肝脏里分解酒精的乙醛脱氢酶更多一些；而酒量不好的人可能就是肝脏里分解酒精的乙醛脱氢酶少一些。

吃头孢再喝酒会造成"双硫仑样反应"。双硫仑本来是橡胶工业的一种催化剂，哥本哈根的研究者发现，接触过双硫仑的人如果喝酒，可出现心慌气短、面部潮红、胸闷胸痛、头痛头晕、腹痛恶心、血压下降甚至休克等一系列表现，便将其命名为"双硫仑样反应"。许多抗菌药品具有和双硫仑相似的作用，服用某些抗生素的短时间内再饮酒，就可引起双硫仑样反应。由于服用抗生素和饮酒在生活中都很常见，所以这个问题一定要引起重视。一般来说，饮酒前服用抗生素，大多于饮酒后几分钟发病；饮酒后使用抗生素，在几分钟或1小时内发病。

由于个体差异，每个人分解酒精的时间不同，且药物在体内代谢也需要一定周期，医生一般建议，服用头孢类的药物后，最好在一周内不要喝酒。

除了头孢菌素类、硝基咪唑类药品外，像氯霉素、酮康唑、灰黄霉素、琥乙红霉素、呋喃妥因、复方磺胺甲噁唑、异烟肼等抗生素也可引起双硫仑样反应。所以患者在使用以上药物前两天应禁酒，并且用药后一周内避免饮酒、服用含有乙醇的饮料或含乙醇药品。

当出现双硫仑样反应后，患者应及时停药，停止饮酒（包括含乙醇制品），轻者可自行缓解。

较严重者需要吸氧及对症治疗，同时密切观察患者神志、体温、脉搏、呼吸、心率、血压、尿量以及其他临床变化。如果出现过敏性休克等严重情况，应拨打120急救电话，及时进行相应的治疗。

039

青霉素过敏到底有多严重？过敏性休克该怎么急救？

霍先生上呼吸道感染，因为是个小毛病，他就来到社区诊所输头孢。护士问他是否青霉素过敏，他忘记了，也没当回事，随口回答不过敏，也就没有做皮试。20分钟后，霍先生突然晕倒在椅子上，大汗淋漓，面色苍白，口唇发绀，血压下降，发生过敏性休克。护士看到了他的异常表现，赶紧停用头孢，好在就在医院，医生马上进行紧急处置，问明情况后，告诉他这是过敏反应，并进行了对症治疗。事后医生严肃地告诫霍先生，过敏性休克会引起很危险的后果，甚至可以致命，千万不能掉以轻心。

过敏性休克，指一般对人体无害的特异性过敏原作用于过敏患者，导致急性周围循环灌注不良的全身性速发变态反应。发病急骤、凶险，速发型过敏性休克可在数分钟内死亡。

过敏性休克发病原因有药物注射、昆虫蜇咬或抗原吸入等过敏原接触史，以青霉素过敏最常见。

临床可见迅即发生心悸、胸闷、呼吸困难、窒息感、表情淡漠、神志障碍、面色苍白、肢端湿冷、皮疹、脉搏细弱或触摸不到、心率增快、血压迅速下降，甚至测不到血压等。接触过敏原半小时内发病者，称速发型过敏性休克，可迅即死亡；半小时后发病者称缓发型过敏性休克。

过敏性休克如何急救呢?

通常应进行如下处理:

（1）立即停用并尝试排出引起过敏的物质。

（2）取平卧位，撤掉枕头，保持安静。伴呼吸困难者可取半卧位。

（3）确保呼吸道通畅。

（4）注意保暖。

（5）吸氧。

（6）如发生心脏骤停，立即进行心肺复苏。

此外，由医生选用肾上腺素、氢化可的松等肾上腺糖皮质激素、迅速补充有效血容量，必要时应用血管活性剂，还可用异丙嗪或苯海拉明等抗组胺药物。如果是青霉素过敏，可在原注射部位肌注青霉素酶，如果是链霉素过敏，可选用 10% 葡萄糖酸钙静注。

040

触电时，应该第一时间关闭电源还是挑开电线?

网吧内，一名学生正在上网，手机和电脑连接充电，当他拿起手机使用时，突然浑身抽搐，接着身体僵直倒在座位上，显然是触电了! 遗憾的是，旁边的人或者茫然不知所措，或者完全没意识到现场已经有人发生了危险，据说等120急救车赶到后，该学生已经不治身亡!

据专业人员分析，强电流的来源很可能是机箱漏电。正常情况下，电脑USB接口的输出电压一般为5伏，如果不发生漏电，不太可能有强电流通过数据线。由于数据线靠近插头的地方平时容易发生弯折，此处绝缘皮最容易被烧穿。还有，当事学生有可能是赤脚接触地面，导致电流直接通过人体。

令人惋惜的是，如果当时采取了正确的急救措施，也许这个学生还有救……

手机在充电时的电压高于待机时，此时接打电话或者玩手机，在通话或连接网络的瞬间电压会超过平时很多倍，易使手机内部敏感的零部件受到损害，造成漏电或者因过热引发短路甚至爆炸。其他情况比如套着手机壳充电，或者在高温、潮湿环境中充电，同样会因为散热差、电流短路等发生危险。

当通过人体的电流超过人能忍受的安全数值时，心肌失去收缩跳动的功能，全身血液循环停止，呼吸停止。触电的部位常有电烧伤的痕迹，出现碳化，形成裂口或洞穴，烧伤常深达肌肉。

触电虽然可怕，如果现场抢救及时，方法得当，是完全有可能抢救回来的。

一旦触电，如何急救？

先说说自救。

如果接触的电线带电，触电者可用另一只空出的手迅速抓住电线绝缘处，使电线脱离自身。如果接触到的是固定在墙上的电源，触电者可用脚猛力蹬墙，同时身体向后倒，借助身体的重量和墙的反作用力摆脱电源。

再说说怎样救助触电者。

电源开关或插销距离较远时，允许用有绝缘柄的电工钳等工具切断电线，从而断开电源。还可以用木板等绝缘物插入触电者身下，以隔断电流的通道。若电线搭落在触电者身上或被压在身下，可用干燥的绳索、木棒等绝缘物作为工具，拉开触电者或拨开电线，使触电者脱离电源。如果触电者的衣服是干燥的，又没有紧缠在身上，可以用一只手抓住触电者的衣服，把他拉离电源。这时因触电者的身体是带电的，鞋的绝缘性也可能遭到破坏，所以，救护人员不得接触触电者的皮肤，也不能抓触电者的鞋。

以上均是低压电触电的急救方法，如果是高压电，急救方法会有所不同。

如果是高压电触电，应该立即拨打电力服务电话，通知有关部门停电，告知在附近电杆上看到的线路的名称和编号。如果必须及时切断电源，也要先戴上绝缘手套，穿上绝缘鞋，采用相应等级的绝缘工具拉开开关或切断电源。

如果不能确定线路是否有电，救护人员在未做好安全措施（如穿绝缘靴等）前，应站在断线点10米以外，以防止跨步电压伤人。还可以采用抛掷搭挂裸金属线，使线路短路接地的方法，迫使保护装置启动而断开电源。抛掷金属线前，注意应将金属线的一端接地，然后抛掷另一端。当触电者脱离电线后，迅速将其转移到10米以外。

无论是高压还是低压电，施救者一定要注意自身的安全。不可直接用手、金属或潮湿的物件作为救护工具，必须使用适当的绝缘工具。最好单手操作，以防自身触电。要防止触电者脱离电源后可能的摔伤，特别是触电者在高处时，应采取防坠落措施。即使触电者在平地，也要注意其倒下的方向，注意防摔。

将伤者与电源分离后，迅速使触电者仰卧，检查意识是否存在，如果意识丧失，立即检查是否有呼吸，如果没有呼吸，可将食指、中指置于颈动脉检查颈动脉是否搏动。如果没有呼吸、心跳，马上拨打急救电话 120，同时进行心肺复苏，注意保证呼吸道通畅。

如果触电者意识清楚，有自主心跳、呼吸，可选择就地平卧，暂时不要站立或走动，防止出现包括心脏骤停在内的迟发性反应。

如果触电者身上有电弧灼伤，可用无菌生理盐水或洁净的清水冲洗，然后用干净的床单等布类包裹好送往医院处理；如果因触电摔跌出现受伤和骨折，应先止血、包扎，然后再将骨折肢体临时固定，并速送医院处理。

发生触电后，由于体内损伤不可见，无论伤口大小，都应该及时送往医院。在将触电者送往医院的途中，令伤员平躺在担架上，密切注意他的意识、心跳和呼吸。

边充电边玩手机这事太常见了，常见到人们忽视了它潜在的危险。这个事例再次警醒大家，这件事虽常见，却是人命关天的大事。

041

孕妇急性腹痛是不是宫外孕？

秦女士有两个月没来月经了，这天下午突然出现剧烈腹痛、阴道出血，一会儿出现头晕、面色苍白。家属赶紧拨打了120，救护车来了以后，医生询问了情况，检查了腹部，再一测量血压，坏了，血压60/20mmHg，医生马上对家属说："估计是异位妊娠破裂，病人已经因为出血休克了，我们处理一下后，赶快去医院。"医生赶紧给患者静脉滴注了羟乙基淀粉40氯化钠注射液和生理盐水。

到了医院以后，经过B超检查，化验查血，果不出所料，医院诊断为"异位妊娠破裂、休克"。医生告知需要赶紧做手术，否则十分危险。既然这样那就不说别的了，家属赶紧办理了住院手续，等候手术。

急性腹痛起病急，病情重，变化快，有时鉴别诊断很困难，是内科、外科、妇产科的常见急症之一。

出现腹痛，人们首先想到的是急性胃肠炎、急性胰腺炎、急性阑尾炎、急性胆囊炎、胆结石、肠梗阻等，如果是女性急性腹痛，还要考虑是否为异位妊娠。现在随着二胎政策的放开，异位妊娠的发生率也在增加。

异位妊娠也就是常说的宫外孕，指受精卵在子宫以外着床。根据受精卵着床部位的不同可分为：输卵管妊娠、卵巢妊娠、腹腔妊娠、阔韧带妊娠、宫颈妊娠。异位妊娠是妇产科常见的急症，发病率约 2%，是孕妇死亡原因之一。

异位妊娠最常见的是输卵管妊娠，占 95% 左右。其典型症状为停经后腹痛与阴道出血。如果输卵管妊娠破裂出血，也可表现为晕厥与休克。输卵管妊娠未发生流产或破裂时，临床表现不明显，诊断较困难，需采用辅助检查方法方能确诊。

如果怀孕过程中出现停经后腹痛和／或阴道出血，首先要去药店买个试纸测一下是否怀孕，如果怀孕了，要及时去医院查超声，确定是否为宫内妊娠。

异位妊娠出现症状后检查要趁早，治疗需要手术，术后注意劳逸结合，勿做重体力活，尽量减少腹压。

另外，还要提醒一下：无论是异位妊娠还是其他急腹症，当无法断定原因、诊断不明确时，先不要使用止痛药。因为如果疼痛缓解后再去医院就诊，可能会掩盖真实病情，延误诊断和治疗，甚至造成误诊。

042

异物进入气道，送医院前应该做什么？

周先生这天晚上吃饭，正拿着一只小龙虾吸吮龙虾汁，饭桌上一个朋友讲了个笑话。他一乐，结果龙虾就滑进了喉咙。他马上剧烈呛咳、面色潮红、上不来气、头晕、胸闷，于是赶往医院就诊。通过 CT 检查，医生在周先生右侧支气管的位置发现了那只"淘气"的小龙虾。

医生通过气管镜用特制的工具伸进气管，把小龙虾夹到咽喉部位，然后让周先生俯卧用力咳嗽，把小龙虾咳了出来。手术过程只持续了十几分钟。

据医生介绍，小龙虾堵住的是周先生一侧支气管，另一侧的肺部能够正常呼吸，如果小龙虾发生移位把主气管整个堵住，就会危及周先生的生命。

气道异物梗阻是常见的急症之一，气道异物梗阻导致的气道完全阻塞，危险程度仅次于心脏骤停，必须分秒必争，及时施救。

有时候身边有人突然发生气道异物梗阻，如果这过程正好被你看见了，你还能及时伸手施救，但有时患者已经出现异常状况，你却不明白发生什么情况，意识不到严重性，不能及时给患者提供急救，可就耽误了大事，甚至有可能造成悲剧。判断气道异物梗阻是抢救成功的关键之一。所以，气道异物梗阻的典型表现大家一定要掌握。

气道本是畅通无阻的，气道黏膜非常敏感，一旦异物进入气道，患者会感到非常难受，常常不由自主地以一手或双手在脖子前做"V"字形，做出掐脖子的动作，同时出现剧烈呛咳、喘憋、面色潮红。

气道异物梗阻可以分为两种情况。

不完全性阻塞　患者可以有部分通气功能，会出现剧烈呛咳、面色潮红、呼吸困难、张口呼吸，以及面色、皮肤、甲床发绀的情况。有可能通过剧烈呛咳把异物排出，也可能越来越严重，患者烦躁不安、意识丧失，甚至呼吸心跳停止。

完全性梗阻　前面提到的双手在脖子前面做出"V"字形，常常是气道异物梗阻最明显的特征。患者面色潮红，继而变得灰暗、青紫，无法说话、无法咳嗽、无法呼吸，然后意识丧失，昏迷倒地，随即心脏骤停。

发生气道异物梗阻的患者经用力咳嗽无效、呼吸微弱、咳嗽无力或者气道完全梗阻时，应立即采取海姆立克急救法。

一种是上腹部冲击法，通过冲击上腹部使膈肌瞬间突然抬高，肺内压力骤然增高，造成人工咳嗽。肺内气流将气道内异物冲击出来，从而排出气道异物，解除气道梗阻。

立位或坐位上腹部冲击法

适用于意识清楚的成人患者。患者取立位，施救者站在患者身后，一腿在前，插入患者两腿之间呈弓步，另一腿向后蹬地伸直；同时双臂环抱患者腰腹部，一手握拳置于肚脐上两横指，另一只手固定拳头，并突然连续、快速、用力向患者上腹部的后上方冲击，直至将气道内异物排出或患者意识丧失。

为什么要把腿插在患者两腿之间呢？第一，可以起到稳定的作用；第二，如果患者丧失了意识，可以用腿接住他，随即将其身体平放在地，继续抢救。这样既省力，也不会造成患者摔伤。

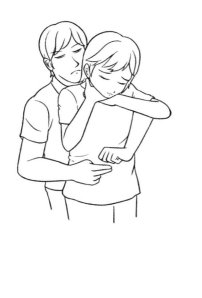
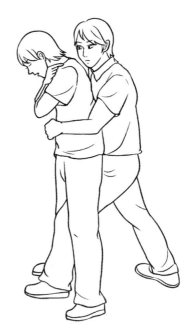

成人卧位上腹部冲击法

适用于意识丧失的患者。施救者骑跨于患者大腿两侧，将一手掌根部置于患者肚脐上两横指的正中部位，另一只手重叠于第一只手上，并突然连续、快速、用力向患者上腹部的后上方冲击。每冲击五次后，检查一次患者口腔内是否发现异物。如有异物，立即清理出来；如无异物，继续反复进行。

还有一种胸部冲击法，适用于肥胖者或孕妇，同样有立位或坐位胸部冲击法和卧位胸部冲击法两种。

立位或坐位胸部冲击法

适用于意识清楚的肥胖者或孕妇。患者取立位或坐位，施救者站在患者身后，一腿在前，插入患者两腿之间呈弓步，另一腿向后蹬地伸直；同时双臂环抱患者胸部，一手握拳，拳眼置于两乳头之间，另一手固定拳头，并突然连续、快速、用力向患者胸部的后方冲击，直至气道内异物排出或患者意识丧失。

卧位胸部冲击法

适用于意识丧失的肥胖者或孕妇。施救者跪在患者身体的任何一侧，将一手掌根部放在两乳头连线中点，另一只手重叠其上，双手十指交叉相扣，双臂基本伸直，连续用力垂直向下冲击。每冲击五次以后，检查一次口腔内是否有异物。如发现异物，立即清理出来；如无异物，继续反复进行。

但是，如果只是气道不完全性梗阻，而且咳嗽有力，不建议首选海姆立克急救法，此时应该采取以下措施：

（1）鼓励患者用力咳嗽，将异物咳出。

（2）可让患者尽量弯腰，施救者用手掌用力拍击患者两侧肩胛骨之间的部位。

（3）拨打 120，寻求医生的指导。

043

眼睛里进了异物，用手揉还是用嘴吹？

北方的春季经常有大风，霍先生出家门后正赶上一阵大风，沙粒进入右眼。霍先生揉了好几下都不管用，沙粒牢牢地粘在眼睑内。他一路上忍着不舒服来到单位，连忙让同事帮忙吹气，还是无济于事。同事说："我是没招了，要想把沙粒弄出来，只有一个办法，你哭吧！用眼泪把沙粒冲出来！"此刻霍先生虽然心情极差，但是还不至于哭啊，小小的沙粒可把他折腾得够呛。

生活里常会有昆虫、灰尘、沙粒、铁屑等异物不慎进入眼睛的情况，引起流泪、怕光、眼球有摩擦感，甚至出现眼睑痉挛、疼痛等症状，如果不及时处理，很容易导致角膜、结膜的损伤或炎症等。怎样处理？一般人惯常做法就是不由自主地想用手把异物揉出来，讲究一些的用手绢擦擦眼睛。这样的做法不仅解决不了问题，反而会使眼睛更难受，严重的话，甚至可能令异物嵌入组织里，取不出来，加重损伤。

眼睛进入异物，不同的情况要采取不同的办法。

若灰尘、沙子等异物进入眼睛，应该这样做：

（1）侧头，使患眼在下，好眼在上，用自来水或生理盐水冲洗患眼。

（2）用拇指食指轻轻捏住眼皮，向前提起，协助者轻轻向眼内吹气，眼睛流泪后就会将异物冲出来。

（3）如果异物还不出来，可以在装满清水的脸盆中眨眼睛。

（4）如果上述办法都不好使的话，可以请人帮助翻开眼皮，用清水蘸湿棉签或纱布，拭出沙粒。小昆虫进入眼睛也可以使用这种办法处理。

若生石灰进入眼睛，既不能用手揉，也不能直接用水冲洗，因为生石灰遇水会生成碱性的熟石灰，同时产生热量，处理不当，会灼伤眼睛。应该用棉签或干净手绢先将生石灰轻轻擦拭出来，然后再用清水反复冲洗受伤眼睛，至少冲洗 20 分钟。同时做好准备去医院进行检查治疗。

具有强烈腐蚀性的化学物品溅入眼睛，要立即就近寻找清水冲洗受伤的眼睛，反复冲洗完毕后，立即去医院做进一步检查。

尖锐的物体刺到眼睛，比如碎玻璃片，来自旋转研磨机、钻孔机、磨粉机、车床等的金属异物，会对视力造成严重损害。这时应立刻叫救护车，而且千万不要让受伤者揉眼睛，也千万不要试图用其他办法取出异物，一定要用毛巾覆盖他的双眼，尽量使他的情绪平复下来，而且叮嘱他不要转动眼球。

热水或热油进入眼睛，解决办法是撑开眼皮，用清水冲洗 5 分钟，不要乱用化学解毒剂，之后立刻前往医院处理。

如果出现以下情况，需要送往医院处理：

（1）如果发现眼睛红肿或有出血的情况发生，要马上去医院眼科就诊。

（2）眼睛睁不开，感觉有东西磨得痛并且不停流泪，或者眼球有刺激性疼痛并流泪，这些都是有异物（化学药品、热汤、热油、碎玻璃、眼睫毛等）进入眼睛的症状。可以先试着用水清洗，如果不好，还是需要去医院就诊，以免耽误病情。

（3）无论何种原因导致的视力突然减退，都应尽快去医院检查、治疗。

044

异物入耳，能用水冲洗吗？

晚上睡得香时，刘先生耳道深处一阵刺痛将其惊醒，原因竟然是一只蟑螂钻进耳朵，在耳道内沙沙作响。越用掏耳勺挖，蟑螂钻得越深，他的耳朵就更加痛痒。

万般无奈之下，刘先生出了大招：他找来杀虫剂往耳朵里面一通狂喷，"小强"最终惨死在了耳道内，同时杀虫剂也将耳道刺激得瘙痒红肿。随后刘先生去医院求助，医生借助耳内镜，揪出了这只约长 8 毫米的蟑螂尸体。

生活里常有异物进入耳道，特别是婴幼儿，他们年纪小、不懂事且好奇心重，拿到一些小物品就喜欢摆弄，有时候还会放到嘴巴、耳道、鼻孔里，这都是十分危险的事情。

异物入耳如何解决呢？那得看进去的是什么东西，不同的东西，解决的办法可不一样。

（1）**液体类** 这个一般好解决。耳道进水时，将头侧向患侧，用手将耳朵往下拉，然后用同侧脚在地上跳几下，水会很快流出。也可用小棉签或头部缠了干燥棉花的火柴棍，轻插外耳道，在耳内旋转几次，吸干净就行。

（2）**植物类** 对于豆粒等植物性异物，可用白酒或 95% 的酒精滴入患耳，异物脱水缩小，就容易掉出来了。

（3）**昆虫类** 熏晕它——虫子爬进耳朵后，马上用喝饮料的吸管把香烟雾徐徐吹入耳，将虫子熏出来；亮瞎它——利用昆虫的趋光性，用手电筒照射耳朵里面，昆虫就有可能爬出来；淹死它——滴 3～5 滴婴儿油或色拉油入耳，过 2～3 分钟，把头歪向患侧，小虫会随之淌出来，或者滴几滴眼药水也行，很安全，不用担心对耳朵造成任何伤害；呛蒙它——用葱汁加麻油滴入耳中，可引诱虫爬出。

（4）**杂物类** 如果是玻璃珠之类的小物件，以及硬壳的植物类异物，如瓜子、麦粒等入耳，则使进入异物的耳朵下倾，将耳郭向后上方牵拉，可以把耳道拉直，这样异物容易出来，连连轻击头的另一侧，小的异物可以掉出。

（5）**铁屑或其他铁质异物** 可用细条状磁铁伸入外耳道口将其吸出。

（6）**生石灰** 应用镊子夹出或用棉签将石灰拭出。

取出耳道异物时有几件事需要注意：

（1）千万不要用水冲洗。豆类遇水可膨胀，胀大后卡在外耳道内，更难取出；生石灰类遇水产热反而会烫伤黏膜；虫子怕水，会紧贴在外耳道壁上，反而更难取出。

（2）如果硬塞进耳内的物体比外耳道直径大的话，是取不出来的。这时不要用小镊子硬取，应请耳鼻喉医生取。

（3）耳道内滑进小圆珠、玻璃珠时，不要用钳子取，因钳子有时滑脱，反会将异物送入耳道深处。

（4）挖捣耳内异物，不能用尖锐的物体，以免造成耳内黏膜和鼓膜的损伤。

（5）原有鼓膜损伤的患者不能用水冲法或滴油法。

（6）异物入耳后如果采用上述的方法仍不能取出，应去医院求助医生，切不可强行自己取出，也不可让异物长期存留在耳内，否则会引起外耳道或鼓膜损伤。若异物取出后出现耳痛或流脓，多为异物伤害到外耳道或鼓膜并继发感染发炎所致，应立即就医。

045

鱼刺卡喉，喝醋、吃馒头等土方法有用吗？

蒋大妈吃鱼时不小心误吞鱼刺，当时只是觉得喉咙有点不舒服，吞了几口米饭后感觉没太大问题，就没放在心上。7 天后，蒋大妈突然胸闷、喘不上气，上厕所时竟然大口呕血，处于失血性休克状态。被家人送往医院急诊科，会诊结果是：鱼刺刺穿迷走右锁骨下动脉形成假性动脉瘤，动脉瘤破裂后导致大出血，出血量约 2000 毫升。也就是说，以蒋大妈 55 千克的体重推算，出血量达到全身总血量的近一半。

医生为蒋大妈施行迷走右锁骨下动脉假性动脉瘤覆膜支架置入手术。术中，蒋大妈再次呕血近 2000 毫升，加上入院前出的 2000 毫升血，几乎相当于全身换血一次。医护人员一边为她输血，一边手术止血，手术历经惊心动魄的近 1 小时后终于顺利完成。

蒋大妈九死一生后戏称：吃了人生中最贵的一条鱼……

吃鱼时，鱼刺卡在喉咙十分常见，很多人都有过这样的经历。一旦发生这种情况，有人就会想到用一些小妙招或土方法来对付。

有人说，把鱼刺就着馒头／米饭咽下肚子，或者喝醋就没事了。

在网上搜一搜，能找到不少解决鱼刺卡喉的小妙招，比如：

（1）按摩脚上喉咙反射区（脚面大脚趾和二趾之间，太冲边上），约

1 分钟即可。

（2）橄榄核磨成粉，冲水服下，可以消除卡在嗓子的鱼刺。

（3）细小鱼刺鲠喉，可取维生素 C_1 片，含服，徐徐咽下，数分钟后，鱼刺就会软化消除。

（4）鱼刺鲠喉时，可剥取橙子皮，切成窄一点的细条，慢慢咽下，可化解鱼骨。

（5）喝醋可以软化鱼刺，如果喝醋也不见效，可在次日清晨，喝一碗井水，即可消除鱼刺。

（6）取活鸭子 1 只，倒捉鸭脚让其鸣叫，流出口涎，用干净杯碗接盛，慢慢喝下滋润喉咙，细小鱼刺很快便会溶化。

这些办法管用吗？可以尝试吗？告诉大家：绝不能信！

无论使用何种办法将鱼刺推向下方，都是不可取的，较大的鱼刺依然可能刺伤消化道。

这些小方法虽然花样百出，但可以归纳成几大类。

一是喝醋等各种液体能软化鱼刺。这是非常错误的观点，即使是非常小的鱼刺，也无法被醋软化。再说，即使可以软化，喝醋等也不能使醋较长时间停留在鱼刺处，既然不能浸泡鱼刺，当然就不能软化鱼刺了。其他如喝芦荟汁、菊花水、古井水，含服维生素 C 等，也都不会有奇效，反而耽误治疗。

二是橙子皮化解鱼骨。有些人觉得橘子、橙子等水果表面上有一些"网"，可以把鱼刺"带"下去。事实上，这些水果不会有任何作用，造成的结果和吃馒头差不多。

正确的方法是：如果别人能看到鱼刺，或自己对着镜子能看到，就用镊子或用手把鱼刺拔出；如果看不到，应该到医院请医生处理。

046

出门被尖锐物体划伤，
应该如何急救？

刘先生骑着电动车风驰电掣，不管不顾，也不看信号灯，在一个较大的路口突然左转弯，被一辆直行的汽车撞倒，又被带出了七八米，当时就起不来了，有人马上拨打了120。救护车到达后，医生经过检查发现，主要是左下肢有一长40多厘米的不规则撕裂伤，伤口较深、外翻，出血大约1000毫升。另外左侧面部擦伤，幸好没有骨折，也没有其他部位的损伤。医生马上给他止血、加压包扎，然后送往医院。

撕裂伤，通常是指由于钝性暴力作用于身体表面，导致急剧的牵拉或扭转，使得皮肤与皮下组织撕裂。撕裂伤是一种开放性损伤，伤口边缘不整齐，往往出血较多，较大的伤口容易感染。

对于撕裂伤，一般可以这样处理：

撕裂伤创面较小时，先压迫止血，用生理盐水清洗消毒创口后，再用绷带或三角巾包扎即可。

较大的撕裂伤，也应立即止血、包扎，然后尽快到医院进行清创缝合并酌情注射破伤风抗毒素。

如果钢筋、木棍、大的玻璃片等异物扎入较深的部位，或者伤口在眼睛以及大血管附近，不要轻易自行去除，防止引起大出血及神经损伤。

有些意外事故所致撕裂伤，比如头皮广泛撕脱，创面很大，出血凶险，处理过程复杂，一旦发生，应该立即采取止血措施，并尽快送医院治疗。

还要提醒一句：清理伤口、压迫止血的时候要留意是否发生颅骨骨折，不要以为你的脑袋有头骨保护，就坚如磐石了，如果脑部受损，千万不要清洁伤口，更不能从头骨内取出异物，以免造成颅内感染或加重病情。

刘先生这次受伤也再次给大家提了个醒：

无论是开车、骑车，还是步行出行，都必须严守交通法规，眼观六路，耳听八方，避免或减少事故的发生。

047

去医院之前，断肢应该放在哪里？

这是我曾经接过的病例：两个年轻人谈恋爱，女孩提出要分手，结果男孩当着女孩的面，拿起一把菜刀，一下子就把自己小手指头给剁掉了。这可把女孩吓坏了，赶紧拨打了急救电话。我到了她家，查看了伤情，问他们砍下的手指在哪儿，只见那男孩从嘴里吐出断离的手指。包扎完伤口后，我问那男孩为什么把断指放在嘴里，男孩解释说，他怕别的地方不干净，想来想去没地方放，放口袋里也不好，就放到嘴里了。

注意断指卫生，为再植创造良好的保护条件是对的，但是断指放到嘴里可不行，因为口腔里有很多细菌，而且温度高，还有各种消化酶。所以，这种做法既容易感染，也缩短了断指耐受缺血缺氧的时间，消化酶对于断指的细胞也会起到破坏作用。

如遇肢体断离，该怎么处理呢？记住：断肢再脏也不能冲洗，要保持干燥，拿干净布或毛巾包起来，包完了放在双层塑料袋里系好口。再另找一个塑料袋，里面放上冰块，没有冰块的话用冰棍甚至冰箱里的冻鱼、冻肉、冰激凌也行。然后把装了断肢的塑料袋放进去。

为什么断肢不能冲洗、浸泡？冲洗、浸泡断肢，会使组织细胞肿胀破裂，失去断肢再植条件。

为什么要放冰？因为低温保存，可以降低断肢的代谢率，降低耗氧量，相对来说，能够耐受更长时间的缺血缺氧，为断肢再植争取更多时间。

为什么要用双层塑料袋？如果只用一层塑料袋，一旦塑料袋破裂，断肢细胞被水泡得肿胀破裂，就无法再植了。因此，建议用双层塑料袋。

为什么要用布包上再隔了塑料袋和冰放一起，不直接放一块？因为温度过低，血管会过度收缩，导致复温困难。

断指急救中，还应注意以下事项：

若是被机械切断，断指卡在机器或其他物件中，切勿强行将断指拉出，以免增加损伤。应立即使机器停止转动，设法拆开机器，取出断指。创面可用无菌或清洁的敷料压迫包扎。若有大血管破裂出血，立即用止血带止血，标上止血时间。

如是不完全性断指，要将断处用夹板固定，迅速转送到有条件的医疗机构进行紧急处理。

某些情况下，断指可被猪、狗、鸡等动物吞吃，此时应毫不犹豫地立即将动物杀死，从胃中取出断指，仍有再植成活的可能。若稍有拖延，断指会被动物胃液消化变性，难以成活。

048

家庭急救小药箱应该装哪些东西?

暑假了,苗苗被送到山里的姥姥家。从城市来到广阔的山区,苗苗很兴奋,跑来跑去就摔倒了,被石头划出一道口子,膝盖也摔脏了,鲜血从黑黢黢的腿上流了下来。姥爷一边安慰她别急,一边从屋里拿出一个小药箱。药箱很精致,虽然小,但是里面的东西可不少,外敷的药、内服的药、绷带、镊子、小刀一应俱全。姥爷找出碘附、纱布等物品,帮苗苗清理了伤口,并且包扎起来。苗苗给姥爷点赞,这个小药箱真管用!

家庭常备药箱是我们生活中自我急救不可缺少的物品,相信每一个现代家庭都会准备一些常用药品,以备家人患病时使用。人们发生最多的急症就是冠心病急症,比如心绞痛、急性心肌梗死等,另外,还常常发生各种意外伤害。那么,在家庭常备药箱里应当放置一些什么药呢?如何来保存并科学合理地使用这些药呢?

基本药品		
名称	数量	用途
硝酸甘油片	1 瓶	心绞痛
阿司匹林肠溶片	1 瓶	急性心肌梗死
备注：还可以根据情况选择一些药品，如解热镇痛药、镇咳药等		

基本物品		
名称	数量	用途
密封的无菌敷料	10 块	止血、覆盖伤口
三角巾	8 块	止血、包扎、骨折固定、悬吊和扶托伤肢
绷带	2 卷	包扎伤口
止血带	2 条	四肢动脉破裂大出血时，用于止血
夹板	4 块	骨折固定，推荐铝芯塑性夹板或充气夹板
胶布	1 卷	固定绷带
创可贴	10 块	覆盖较小的伤口
敷料剪	1 把	剪敷料、绷带、三角巾等
镊子	1 把	夹取敷料、棉球等
棉棒	1 包	局部消毒
碘附	1 瓶	局部消毒
一次性手套	4 双	处理伤口时防止交叉感染
一次性口罩	2 个	处理伤口时防止交叉感染
人工呼吸膜	2 个	做口对口人工呼吸时覆盖在患者口部
手电筒	1 个	照明，检查咽部、瞳孔等
备注：家里还可配备体温计、血糖仪、电子血压计等		

如果家中有老人和小孩，要特别注意准备他们常用的药品。家中有高血压病人、冠心病病人、癫痫病人、结核病人时，家庭应常备治疗这些疾病的药物。如果一个人有多种疾病，药物较多，可专门备一个药箱。

药物常会因光、热、湿度、酸、碱、温度、微生物作用等外界条件的影响而变质失效。因此家庭存放的药物最好分别装入棕色瓶内，将瓶盖拧紧，放置于避光、干燥、阴凉的地方，以防变质失效。部分易受温度影响的药品，应当放入冰箱的冷藏室内保存。而酒精、碘酒等外用制剂，则应密闭保存。

内服药和外用药不要混放在一起，须分开存放，以免误食误用。不要混入会使家庭成员过敏的药物。

注明有效期与失效期。很多家庭没有养成定期清理家庭小药箱的习惯，有一些药品因放很长时间而过期。一般药品均标注有效使用期和失效期，超过有效期的药品不能再使用，否则会影响疗效，甚至会产生不良后果。进口药外包装上的有效期用三个英文字母缩写"EXP"表示，后面紧随的是药品有效日期。一般 3 ~ 6 个月应做一次彻底检查，检查药品是否超过有效期。

注意外观变化。片剂松散、变色；糖衣片的糖衣粘连或开裂；胶囊剂的胶囊粘连或开裂；丸剂粘连、霉变或虫蛀；散剂严重吸潮、结块、发霉；眼药水变色、混浊；软膏剂有异味、变色或油层析出等：外观出现上述情况的药品都不能再用。

此外，用家庭自备药，自己给自己看病，药物选择不好，也常常会出现一些意外情况。

有些人不根据服药说明和医嘱来服药，而是凭着自己就医积累的经验和感觉，擅自更改剂量。用药剂量的调整应当非常慎重，处方药应当在医生的指导下，循序渐进地服用。盲目增加剂量，药物毒副作用也会相应增加。对自己不清楚如何服用的非处方药，应该咨询专业人士。

有些药物超量服用可能会产生不良反应，甚至有生命危险。如老年人和小孩如不注意退烧药物的剂量，会因出汗过多而使体温骤降，引起虚脱。

有些人常常会根据医生曾开过的药买药吃，但是不同时间患上同一种病，有可能症状相似，可实际情况并不相同，服用相同的药，治疗效果不一定好。更不能迷信某一种药物，擅自长期服用，人体本身会产生抗药性，长期服用会降低药效，并对人的机体造成很大伤害。

在使用家庭药箱中的药品时，应注意药物的相互作用。两种以上药物同时服用，彼此可能会产生作用，使其中一种药物药效降低或引起不良反应。

总的来说，家庭备药应根据家庭人员的组成和健康状况进行。应选择副作用较小、疗效稳定、用法简单的药物。尽量选择口服药、外用药，少选或不选注射药物。

5

食物中毒：
吃出来的病，吐出来就可以了吗？

049

剩饭剩菜才是食物中毒的"头号元凶"？

一到夏天，家里人好像都没了胃口。看着一大桌子的剩菜，杜女士又舍不得扔，还要留到下顿饭再吃，直到消灭光才罢休。结果让全家人上吐下泻，折腾了好几天。杜女士的父亲还因为严重腹泻被送到医院治疗，被诊断为轻度食物中毒。

医生特别强调，剩饭剩菜容易滋生细菌，如果保存、食用不当可能会造成食物中毒，即便要吃也要彻底加热后再吃。不能看似没变质就认为没事，肉眼是看不见食物中滋生的细菌的。

夏季温度高、湿度大，细菌容易生长繁殖，这也是为什么夏季是食物中毒的高发季节。什么地方最容易发生食物中毒？是那些看起来不卫生的苍蝇馆子，还是路边的烧烤摊、小吃摊？都不对。食物中毒发生概率最高的地方就是自己的家里。

我们自家做饭难道还不注意卫生吗？那倒不是。实际上家里更容易发生食物中毒是因为一件事：打扫剩饭剩菜。

当食物温度降到 60℃以下，就开始有细菌生长；30 ~ 40℃是细菌最喜欢的温度。细菌在食物中大量繁殖，吃这样的食物很容易引发胃肠炎、食物中毒。

细菌性食物中毒的始作俑者包括沙门菌、葡萄球菌、大肠杆菌、肉毒杆菌等。主要症状有腹痛、呕吐、腹泻、便次频繁，而且多为水样便、血水便，有时带少量黏液；部分患者畏寒、发热、乏力，甚至吞咽、呼吸困难，神经麻痹；严重的患者还会脱水、血压下降、酸中毒，甚至意识不清、休克；集体发病，即凡是食用了相同食物的人几乎都会先后发病。

不过，也不是说人吃了细菌污染的食物马上就会食物中毒，只有当细菌污染食物并在食物上大量繁殖，达到可致病的数量，或繁殖产生致病的毒素，人吃了这种食物才会发生食物中毒。一般食物中毒都是急性的，如果吃下食物的时间在 1 ~ 2 小时，首先要做的急救措施就是催吐：让患者身体前倾，用手指或筷子刺激舌根部，引发呕吐，以排出有毒食物。反复进行，直至没有呕吐物排出。

还有人提出，可以用泻药导泻。不建议采用这个办法。患者中毒早期可以催吐，以减少毒物吸收，但是频繁呕吐和腹泻会引起身体脱水。

脱水较轻的话可以卧床休息，禁食 6 ~ 12 小时，多喝加糖的淡盐水，以补充体内无机盐和水分。如果脱水严重，患者精神萎靡、发烧、出冷汗、面色苍白、血压下降，甚至休克，要让患者平卧，双脚抬高，以保证重要脏器的血液循环，同时尽快前往医院就诊。还要保留好患者吃剩的食品带到医院，以确认中毒原因。

对于细菌性食物中毒，应该怎样防范呢？

（1）尽量不吃隔夜菜。每次做饭计划好量，尽量减少剩饭剩菜。

（2）如果有剩饭剩菜，将其放在容器内密封好，然后放入冰箱冷藏，吃的时候一定要热透。

（3）生食的蔬菜、水果要彻底清洗。

（4）腐败发酸、有馊味的食物不能再吃。

（5）动物的头、内脏、蹄等易被污染的食品，必须高温煮熟煮透后再吃。

（6）切生、熟食品的刀具、菜板要分开，以防熟食被不洁的生食污染。

（7）患者的餐具、衣物、经常接触的物品以及被其排泄物污染的厕所，要进行消毒。

总之，如果食物出现腐败变质等情况，切勿食用。夏季饮食，更要注意安全卫生，若出现腹泻、呕吐等疑似食物中毒的症状，要立即就医。

050

皮蛋吃多了也会中毒吗?

陈先生吃完晚饭后出门散步、乘凉,三五好友聚在一起聊聊天。聊着聊着,大伙发现陈先生嘴唇特别紫,但是陈先生自觉身体并无任何异样,也没在意。回到家中,他发现自己不仅嘴唇发紫,连指甲也是紫的。尽管身体没有任何不舒服,保险起见,他还是来到医院急诊科。经诊断,陈先生为亚硝酸盐中毒,原因是皮蛋吃多了。

急性亚硝酸钠中毒,指人体摄入 0.2 ~ 0.5 克亚硝酸钠后,就会发生高铁血红蛋白血症,因与肠源性有关,故又称肠源性发绀,会导致机体严重缺氧及周围循环衰竭等。如不及时抢救,则可危及生命。

亚硝酸盐中毒是常见的食物中毒。皮蛋是腌制而成的食物,腌制类的食物里面亚硝酸盐含量都比较高。亚硝酸盐进入血液,使正常的血红蛋白氧化成高铁血红蛋白而丧失带氧能力,机体缺氧对身体器官不利,而且还有致癌作用。大白菜、小白菜、菠菜、韭菜、卷心菜、莴笋、甜菜等蔬菜做熟后放置时间过长,或短时间内食用大量的叶类蔬菜,食用腌制时间不长(20 日内)的咸菜,或饮用蒸锅水、含亚硝酸钠的井水(即苦井水)、误把亚硝酸盐当成食盐使用等,都容易造成亚硝酸盐中毒。

亚硝酸盐中毒发病急,多在食用后半小时至 3 小时突然发病,少数在

10 ~ 15 分钟内或 20 小时后发病。发病后患者会出现头晕、头痛、乏力、反应迟钝、出汗、恶心、呕吐、腹胀、腹泻、胸闷、心悸、呼吸困难，以及口唇、颜面、甲床或全身皮肤、黏膜严重发绀，呈蓝黑、蓝灰或蓝褐色，而不是蓝紫色。严重者血压下降、休克、昏迷、抽搐、呼吸衰竭、脑水肿等。

急性亚硝酸钠中毒的家庭急救可以按照以下步骤操作：

（1）立即将患者转移至空气新鲜、通风良好的环境中，使平卧休息，注意保暖。

（2）给意识清楚者催吐、洗胃。

（3）注意防止呕吐物引起窒息。

（4）有条件的可以吸氧。

（5）拨打急救电话，去医院使用特效药"亚甲蓝"解救。

（6）采集、携带呕吐物、残留毒物，以便进行毒物鉴定。

（7）途中严密监控意识、皮肤及黏膜色泽、呼吸、心率、血压及周围循环等病情变化。

051

食用生豆角、毒蘑菇、黄花菜等导致的食物中毒，应该怎样急救？

下午上班时，黄先生肠胃不舒服，休息一会儿不见好转，反而出现严重呕吐。其他同事或轻或重也都有腹痛、腹泻、呕吐等症状，有人还出现了眩晕，大家猜测应该是中午在食堂吃了什么不干净的东西。后来化验证实，原来是未煮熟的豆角在作怪，造成这起群体性食物中毒事件。豆角中含有一种有毒蛋白叫凝集素，会引起中毒，刺激胃肠道，食用者会出现呕吐、腹泻、眩晕等症状。

食物中毒是由于进食被细菌及其毒素污染的食物，或者吃了含有毒素的动植物而引起的中毒性疾病。

常见的可引发中毒的食物大致有：

（1）河豚　河豚的肝、肠、卵巢内含有大量的河豚毒素，可引起呼吸肌麻痹，甚至死亡。

（2）未熟的四季豆　四季豆含有皂素等有毒物质，如果吃了未熟透的四季豆，半小时到几小时之内就可发生中毒。

（3）发芽的马铃薯　发芽、表皮呈青绿色或未成熟马铃薯的着色部分（青、绿、紫色部分和胚芽、芽孔周围）含龙葵素，会引起中毒。

（4）野生芹　常见的有毒芹和水毒芹，全株都有毒，含有毒芹碱。毒芹中毒多是因为误采误食。

（5）**各种毒蘑菇**　一旦食用将危及生命。

（6）**霉变甘蔗**　毒性物质为节菱孢霉菌，中毒严重者甚至会昏迷、死亡。

（7）**苦杏仁**　含苦杏仁苷和苦杏仁苷酶，在人体内可水解出有剧毒的氢氰酸。

（8）**腌肉、泡菜等亚硝酸盐含量高的食物**　亚硝酸盐中毒通常会出现胸闷憋气、口唇发绀等症状。腌制食品中亚硝酸盐含量较高，不宜一次大量或经常食用，变质蔬菜亚硝酸盐含量更高，更不宜食用。

（9）**瘦肉精**　多数会沉积在动物的肝、肾、肺等器官里，人食用瘦肉精残留量较高的肉制品和内脏，可能会导致瘦肉精中毒，如抢救不及时可能导致心律失常而猝死。

食用豆角中毒后怎么办？

食用豆角中毒后主要会出现胃肠道症状，恶心、呕吐，一天几次甚至十几次，另外还有腹痛、腹泻、上腹部胀满感。严重一些的会有头晕、头痛、心悸、出汗、胸闷以及四肢麻木等症状。

怎么急救呢？轻一些的，上吐下泻之后，不治疗自己也会好。严重的可以用以下方法解毒：

（1）**催吐**　在 2 小时以内，可以用催吐的方法，可用手指等刺激舌根部、咽部诱发呕吐。

（2）**导泻**　如果吃下中毒食物时间较长，已超过 2 小时，但精神较好，则可服用泻药，促使中毒食物尽快排出体外。

（3）**利尿**　大量饮水，稀释血中毒素浓度，并服用利尿药。

（4）中毒严重者除催吐、导泻、利尿以外，应尽快送医院抢救。

食用蘑菇中毒后怎么办？

不同毒蘑菇所含的毒素不同，引起的中毒表现也各不相同，一般可分为以下四类。

（1）**胃肠炎型** 此型患者进食蘑菇后 10 分钟至 2 小时出现无力、恶心、剧烈呕吐、腹痛、水样腹泻，但是恢复较快，预后良好。可引发此类症状的蘑菇很多，如红菇、乳菇、牛肝菌、橙红毒伞、毒光盖伞、月光菌、蜡伞、环柄菇等。

（2）**神经精神型** 进食后 10 分钟至 6 小时，除出现胃肠炎型症状外，还出现神经兴奋、精神错乱和抑制，还有流汗、瞳孔缩小、唾液增多等症状。

（3）**溶血型** 潜伏期 6 ~ 12 小时，除胃肠炎型症状外，还有黄疸、贫血、血尿、肝部肿大等，少数病人会出现血红蛋白尿，严重者可致死亡。

（4）**肝肾损害型** 进食后 10 ~ 30 小时出现胃肠炎型表现。除出现肝功、肾功损害外，部分患者还有精神症状。一般病程 2 ~ 3 周，病死率高。

一旦发生蘑菇中毒，应该怎么急救呢？

（1）**催吐**

（2）**口服洗胃** 毒物进入消化道以后，6 小时内均应洗胃，越早越好，对于抢救起着重要的作用。具体方法是：每次饮用清水 300 ~ 500 毫升，不得超过 500 毫升，以免胃内压力过高，反而促使毒物进入肠道而被吸收。然后自行用手指刺激舌根或咽后部，诱发呕吐。如此反复进行。水温以接近体温为宜。洗胃过程中，应多次变换体位，并轻轻按摩上腹部，以便胃内各部位都能充分洗到。

当然，洗胃只是常规治疗方法，蘑菇中毒没有特效解毒药，所以还是应该学会鉴别毒蘑菇，不误食、不中毒才最安全不是？

	有毒蘑菇	无毒蘑菇
看颜色	颜色鲜艳，常呈红、绿、黄色	正常的蘑菇颜色，一般为褐色、白色等
看形状	中央呈突起状，菌伞常带有杂色斑点，表面有丝状物、小块的残渣或鳞片	多数伞柄上无菌环，伞盖较平，伞面光滑
看分泌物	伞盖或受伤部位常分泌出黏稠浓厚液体，赤褐色，伞盖撕裂后容易变色	一般较为干燥，折断后分泌出的液体为白色，有特殊香味，伞盖撕裂后一般不变色
闻气味	有辛辣、酸涩、恶腥味	有特殊香味

食用发霉的甘蔗后中毒怎么办？

甘蔗一般在秋季上市，整个冬天都可销售，但是春季卖的甘蔗大多属于秋季的存货，存放时间长，一旦微生物大量繁殖，极易发生霉变，产生一种叫作甘蔗节菱孢霉的真菌，人们吃了会中毒，对神经系统和消化系统有较大危害。

发生霉变的甘蔗多未成熟，含糖量低。从外观上看，甘蔗光泽不好，大部分已变质，削皮后可见其芯呈淡黄、浅灰或棕褐色，咬断后断端上有白色绒毛状菌丝，吃的时候有一股酸味或酒味。

霉变甘蔗中毒多发生于北方，且多见于儿童。潜伏期一般为 15 分钟至数小时，多在 5 小时内发病。

轻症中毒者表现为消化系统紊乱，头晕、头痛、恶心、呕吐、腹痛、腹泻，有的排黑色稀便，部分中毒者伴有眩晕，眼前发黑、复视，不能立、坐，被迫卧床。轻度中毒的病程一般为 24 小时，能够逐渐恢复，不留下后遗症。重度中毒者先表现为消化功能紊乱，恶心、呕吐、腹痛，经约 1 小时剧烈呕吐后，出现阵发性抽搐，抽搐后进入昏迷状态。重度中毒者往往会留下严重的神经系统后遗症，如痉挛性瘫痪、语言障碍、吞咽困难、大小便失禁等，丧失独立生活能力。霉变甘蔗中毒的死亡率和出现后遗症的概率高达50%，目前没有特效治疗措施。

一旦发生霉变甘蔗中毒，可按如下方法抢救：

（1）迅速洗胃或灌肠，以最快的速度排出毒物。洗胃可选用清水、生理盐水或1∶2000高锰酸钾溶液、0.5%活性炭混悬液。

（2）立即卧床休息，注意保暖，适当喝些盐水或浓茶水。

（3）中毒较严重者尽快送往医院处理。

食用黄花菜中毒怎么办？

鲜黄花菜里面含有秋水仙碱，易溶于水，它本身无毒，但进入人体后，被氧化成氧化二秋水仙碱，就变成毒性很大的物质，能强烈刺激肠胃和呼吸系统。

鲜黄花菜不经处理就直接食用，很有可能会引起黄花菜中毒。50～100克的鲜黄花菜里含有的秋水仙碱（0.1～0.2毫克）就能引起中毒。

鲜黄花菜中毒的潜伏期短者10～30分钟，长者4～8小时。开始的时候感到喉咙和胃部不舒服，有烧灼感，继而出现恶心、呕吐、腹痛、腹泻、腹胀等症状。严重者会有血尿或无尿，还伴有头晕、头痛、发冷、乏力，甚至麻木、抽搐，最后可因呼吸抑制而死亡。

在食用鲜黄花菜前，必须用开水焯一下，然后再用清水浸泡、冲洗，秋水仙碱便可溶解在水中。秋水仙碱不耐热，大火煮10分钟就可被破坏。

急救方法就像多数食物中毒一样：

（1）立即催吐，以减少人体对毒物的吸收。

（2）口服洗胃。

（3）持续呕吐并有腹痛者，可给予山莨菪碱10毫克。

（4）抽搐、惊厥者可服用镇静剂。

（5）保持呼吸道畅通，有条件的话可以吸氧。

（6）及时把病人送往医院。

052

喝未煮熟豆浆居然会导致休克？

袁先生早餐喝的是豆浆，自己磨、自己煮，健康美味。喝完豆浆后他感觉身体有些不对劲，身上出现大片红色斑疹，同时出冷汗，头痛、胸闷，以至于神志恍惚、站立不稳。去医院后，医生诊断为过敏性休克。元凶呢，就是没煮熟的豆浆。袁先生自己直嘀咕：明明看着开锅了啊，怎么还能食物中毒了呢？其实豆浆在加热过程中有一种假沸现象，即豆浆里边含有皂苷成分，遇热膨胀，生成许多泡沫，造成一种煮熟开锅的假象；或者在加热的时候搅拌不均，锅底部分变稠甚至煳底，从而影响加热效果。

豆浆应该是最常见的早餐饮品了。生豆浆里含有胰蛋白酶抑制素、皂苷，进入机体后会抑制体内胰蛋白酶的正常活性，并且对肠胃有刺激作用。如果加热不彻底，生豆浆里面的毒素未被破坏，刺激胃肠黏膜，轻者会使人产生恶心、胸闷、皮疹、腹痛等症状，有时还会头晕、乏力；重者会发生休克，甚至危及生命。

豆浆中毒的潜伏期很短，会在喝完生豆浆或没煮熟豆浆后半小时到1小时内发作，一般症状不严重，休息一阵就好了，大部分人不会有什么问题。少部分体质很差者或儿童，应及时输液、对症治疗。

为了保证把豆浆煮熟，需要这样做：

（1）煮豆浆时要敞开锅盖，让豆浆里的有害物质随着水蒸气挥发掉。

（2）豆浆加热到一定温度时，开始出现泡沫，此时豆浆还未煮熟，应适当减小火力继续加热至泡沫消失、豆浆沸腾，然后再持续加热5～10分钟，这样豆浆就彻底煮熟了。

（3）如果豆浆较多或较稠，要不停搅拌，使其受热均匀，防止烧煳锅底。

市场上销售的豆粉，出厂前已经过高温加热处理，饮用用豆粉冲的豆浆不会中毒。

053

生吞鱼胆，是治病还是致命?

张先生眼睛发炎，有异物感，他的妈妈认为是上火了，而鱼胆是清热降火的，就让张先生试试。随后，张先生买了几条两三千克的鱼，生吞了3个鱼胆，每个鱼胆都有鸽子蛋那么大。1小时后，他出现了恶心、呕吐、腹泻等症状，当时吃了一些药后感觉没事了，也就没有放在心上。

不料，3天后，他的病情加重，出现了腰痛、少尿、黄疸，医生判断为鱼胆中毒导致的急性肝肾功能衰竭。医院立即进行抢救，实施了人工肝脏、血浆置换等救治方法，整整抢救了13天，才让张先生脱离危险，医生告诫他可不能乱吃鱼胆了，"肝功能坏得一塌糊涂，差点命就保不住了"。

生吃鱼胆能治病是很多人的误解。每年急诊科都会接诊因为吞食鱼胆导致中毒的患者，以五六十岁的老年人居多。

误区一: 生吞鱼胆能清热解毒。传统中医典籍中确实记载了各种鱼胆的功效，比如清热、解毒、明目，但实际上鱼胆中含有一种叫鲤醇硫酸酯盐的毒素，不论生吃、熟吃还是泡酒，都会导致中毒。

误区二: 只有河豚的胆有剧毒，其他鱼的没事。经过研究发现，鲤科鱼类的鱼胆都有毒，比如我们经常食用的草鱼、青鱼、鳙鱼、鲤鱼，还有武昌鱼，而且进食量越多，毒性越大。

吞服鱼胆后，一般会在半小时到 6 小时后出现中毒症状，初期症状是腹痛、呕吐、腹泻。两三天后出现肝区疼痛、肝大，再之后出现黄疸、贫血，逐渐出现肝功能和肾功能障碍、脑水肿、心肌损伤等严重症状，最终导致死亡。有的患者虽然救活了，但因神经受损，导致瘫痪、大小便失禁。

发生鱼胆中毒后，要立即救治。鱼胆在胃里滞留时间很长，可对病人进行催吐，用手指、筷子等刺激咽喉，反复催吐并令服温开水，尽快送往医院。

有人较真，说我用鱼胆是为了明目，不吃进肚子光用在眼睛上是不就没事了？鱼胆胆汁滴到眼睛里，会导致结膜炎、视力减退，严重的会失明，所以，就别拿自己的身体斗气了。

054

急性酒精中毒，救助还分不同时段？

多年未见的老同学聚会，罗先生尽管平时不怎么喝酒，今天一高兴，忍不住喝多了，在酒桌上的话明显变多，恨不得把一年的话都说了。再有就是头晕乏力，动作不协调，自控能力丧失。回家后，他开始呕吐、头痛、哭闹，整整折腾了一宿。

逢年过节，亲友团聚，肯定有不少人饮酒过量，甚至酩酊大醉。饮酒过量可导致急性酒精中毒。人体摄入了过量的酒精后，导致中枢神经系统及呼吸、循环系统功能紊乱，重者可因呼吸中枢麻痹而死亡。

急性酒精中毒的表现可分为三期，但互相之间又无严格界限。

兴奋期　当每升血液中酒精浓度达到 50 ~ 150 毫克时，可出现面色潮红、头晕、欣快感、言语增多、粗鲁无礼、感情用事、自制力差等，有的人毁物伤人，有的人则安然入睡。

共济失调期　当每升血液中酒精浓度达到 150 ~ 250 毫克时，可出现动作笨拙、步态不稳、语无伦次且含糊不清、恶心呕吐、脉搏洪大、心率增快、血压增高等。

昏睡期　当每升血液中酒精浓度达到 250 毫克以上时，可出现昏睡或昏迷、面色苍白、皮肤湿冷、口唇青紫、瞳孔散大、呼吸缓慢而有鼾声、大小便失禁、心率增快、血压下降等。当每升血液中酒精浓度达到400毫克时，可因延髓受到抑制，出现呼吸麻痹而死亡。

急性酒精中毒可诱发急性胃黏膜损伤或因剧烈呕吐导致贲门撕裂，表现为急性上消化道出血，还可诱发急性重型肝炎、心绞痛、急性心肌梗死、急性脑血管病、肺炎、跌伤等。

急性酒精中毒的现场处理措施是：

如果患者处于兴奋期与共济失调期，要卧床休息，保持安静，注意保暖，避免受凉。催吐，以减少对酒精的吸收，并减轻不适感。可吃梨、橘子、西瓜、萝卜等，均有解酒作用。

如果患者处于昏睡期，应取稳定侧卧位，以防舌后坠或呕吐造成窒息，注意保暖，并可吸氧。

处于昏睡期的急性酒精中毒，以及发生了心脑血管急症、消化道出血、外伤等，均应进行相应的处理，并及时拨打急救电话，经医生进行必要的处理后，尽快送往医院。

055

吃了大量安眠药，送医之前能做什么？

孩子欠下高额赌债，孙先生想尽一切办法也还不上钱，心灰意冷之际他选择轻生，他坐在候车室一连吃了 4 盒安眠药。附近的候车旅客看见他不断地吃药片，吃完之后整个人就瘫软在了座位上，于是关心地问他怎么了。面对众人询问，孙先生缓缓地说道："我吃的是安眠药。"见势不妙的旅客立刻拨打了 120，火车站的民警赶紧跑过来询问情况，并耐心开导。不一会儿120 的救护人员赶到现场，用担架把孙先生抬离火车站，送往医院进行抢救，通过催吐、洗胃，孙先生脱离了生命危险。

安眠药服用过量，主要抑制中枢神经系统，并抑制呼吸、循环系统，严重者会导致死亡，是常见的自杀形式之一。

服用安眠药的剂量多少、时间长短、是否空腹服用、患者对药物的反应性、饮酒与否等因素，决定着中毒的严重程度。轻度中毒者会出现嗜睡、判断力和定向力障碍、步态不稳、说话含混不清等症状；中度中毒者出现浅昏迷，呼吸运动的幅度减小，但血压仍正常；严重中毒者出现深昏迷、呼吸浅慢不规则、脉搏细速、血压下降、休克，甚至死亡。

遇到轻生、过量服用安眠药的人，应赶紧叫救护车送医院抢救。救护车没来之前，可以采取一些急救方法，争取时间。

如患者清醒，可以给患者催吐，减少对毒物的吸收。如果患者嘴里还有尚未咽下去的药，可用手抠出来。

如果患者已经昏迷，说明中毒严重，此时不能催吐，以防水或异物进入气道导致窒息，要密切观察患者的呼吸和脉搏，可取稳定侧卧位，以保持呼吸道畅通，等待救护车。

检查现场有无遗书，把残留的药物或者药瓶、包装交给医生，协助医生尽快做出诊断。

056

误饮汽油中毒，需要催吐吗？

　　酒和饮料想必大家都喝过，汽油你们喝过没？尤先生就喝过。尤先生是名司机，一次换汽油时，他嫌麻烦，就用嘴去吸换汽油的胶管，结结实实喝进去一大口汽油。尤先生心想既然进肚子里了，就随它去吧。过了一会儿尤先生就感觉口腔、咽喉、食道、胃部有烧灼感，继而觉得恶心，并出现排尿疼痛。不会被毒死吧？尤先生有些心慌，赶紧给一个医生朋友打电话询问，对方答复说，只喝了一口应该没有问题，误饮汽油可以马上多多喝水催吐，把汽油呕出来；如果已经喝下去有一段时间了，就多喝水，促进排出。

　　汽油中含有的芳香族烃、不饱和烃类、硫化物均有毒性，此外用于防震爆的添加剂四乙基铅有强烈毒性。

　　汽油中毒的途径有三类。

　　第一类是经呼吸道吸收而引起中毒。它可以破坏中枢神经系统神经元，引起类脂平衡障碍，吸入高浓度煤油或汽油蒸气都可引起中毒，这类中毒者大多在工作中经常接触到汽油。此类中毒大致分为急性中毒和慢性中毒，急性中毒症状较轻的会出现头晕、腹痛、心跳加快、步态不稳等症状，并有恶心、呕吐和黏膜刺激，重症会导致昏迷、抽搐、肌肉痉挛、瞳孔散大、对光反应迟钝或消失，严重者还会伴有癫痫、视神经炎等。慢性中毒症状表现为中枢及自主神经功能紊乱，如头晕、头痛、失眠、记忆力减退等神经衰弱综合征，还有肌无力、震颤、手足麻木、血压不稳、言语迟钝、视力减退、贫血等。

第二类是汽油进入肠胃引起中毒。有些人是不小心误饮，有些人是因手上汽油未冲洗干净就吃东西等造成的。汽油对人体胃肠道有一定的腐蚀作用，容易引起胃肠道不适症状，内含的重金属也对人体有害。

第三类是皮肤接触汽油，比如用汽油洗手、洗衣服，易导致皮肤慢性湿疹、皮炎及皲裂。

急性汽油中毒者要立即脱离接触，吸氧。误服者可用水洗胃，也可用橄榄油替代水。

经常接触汽油的工作者，需要有防范意识以及一定的保护措施，比如加强防护，戴过滤性口罩；工作中经常接触汽油者要定期体检，禁止口吸油管。

6

户外遇险：
出门在外，小心小心再小心

057

动脉大出血是不是 "压着" 就完事了?

20 世纪 80 年代中期一个冬天的傍晚，一家商店上方的护窗板从高处垂直落下，正好砸在路过的一名 30 多岁女士的头上，她当时就躺下了，血喷出一米多高。我当时正巧在附近，见状马上冲过去。这时，受伤的女士已经昏迷，被路过行人抱住，但血还在向外喷射。我迅速从兜里掏出一块干净的大手绢，折叠几下，一手用手绢用力压住受伤女子正在喷血的伤口，另一只手的拇指压在伤侧的颞浅动脉部位，喷泉般的出血立刻止住了。

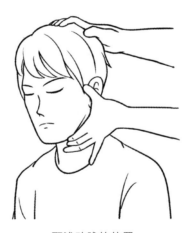

颞浅动脉的位置

此时又有几位路人过来帮忙，将伤者送往医院，几个人都跟着上了车。在去北京协和医院的途中，我隔着手绢摸了摸伤者受伤的部位，发现右侧头顶部颅骨凹陷骨折。

第二天，我正好去协和医院送病人，顺便问了问昨天受伤女士的情况。值班护士说，因为送来得及时，又采取了止血措施，人已经救过来了。

如果当时没人帮她压住伤口止血，估计她很快就会发生休克而危及生命。动脉出血，血液颜色鲜红，从近端伤口呈搏动性喷射而出，危险性大。如果是颈动脉或股动脉完全破裂大出血，一般 3 ~ 5 分钟便可致命；静脉出血，血液颜色暗红，从远端伤口持续涌出，相对动脉出血危险性小。但大静脉断裂同样十分危险。

无论是什么血管破裂出血，通常都可以采取直接压迫出血部位的止血方法，这是现场急救中应用机会最多、最易掌握、最快捷、最有效的即刻止血法，可用于动脉、静脉、毛细血管出血。伤口先覆盖上敷料、手帕等材料，然后用手指或手掌直接用力压迫，一般数分钟后，出血就可以停止，然后加压包扎。如果是四肢大动脉断裂，可根据情况结扎止血带。

窒息、大出血和内脏严重损毁是受伤早期伤者死亡最主要的三个原因。窒息的原因不同，处理办法不同，难度也不同；对于内脏严重损毁，一般在现场是无能为力的，只能尽快到医院进行抢救；对于大出血，及时有效的止血，往往是救治成功的首要环节，而止血是一般人通过学习就能很快学会并运用的，在日常生活中最有实用性。

动脉大出血首先应该怎么办？一个字：压！

058

伤口包扎越紧越好吗?

这也是我在急救工作中遇到的事。在一个建筑工地,有个工人的手被割伤了,伤口很深,动脉断了,出血较严重。工友们就拿建筑工地上绑钢筋的8号铅丝给他当了止血带,还用钳子给死死拧紧。血当然是止住了,但是那个工人的整个手都变得黑紫。我到现场后赶紧重新结扎橡皮止血带,又把8号铅丝用钳子拧了下来。幸好当时铅丝捆的时间不长,否则那个工人的手可能非但治不好,还会因为长时间缺血导致截肢。

动脉出血可以用指压止血法。就是用拇指压迫出血血管伤口的近端,血管被压闭塞,血流就中断了。指压止血法对于大动脉出血的止血效果立竿见影,不过用力按压一段时间后,手会酸、会累,压力不够,止血效果就差。所以压迫止血点后,如果情况不太凶险,要赶紧找个有用的东西进行包扎。

如果采用上述方法后出血仍然不停止,可用止血带止血。应在破裂血管近端用止血带结扎止血。如果身边一时没有止血带,那也不必着急,可以采用绞紧止血法,三角巾、床单、被罩、窗帘、桌布这些材料都可以拿来使用。但是铁丝、电线、绳子等没有弹性的东西不能当止血带使用。上肢大出血,结扎止血带的部位是上臂的上三分之一段,下肢结扎在大腿的二分之一处；止血带结扎持续 2 ~ 3 小时即可，每隔 40 ~ 50 分钟要松解一次，以暂时恢复远端肢体的供血。结扎止血带松紧要适度，以肢体的远端动脉搏动消失为度。结扎好止血带后，在明显位置加上标记，注明结扎止血带的时间。

受伤部位经过有效的止血后，均应进行及时、正确的包扎。包扎可以保护伤口免受继续损伤和污染，也可以起到固定敷料、减轻伤者痛苦的作用，加压包扎还可以起到止血的作用。但包扎可不是随便找块布把伤口一裹就完成了，它有基本要求：

（1）避免碰触伤口，以免加重损伤、出血、污染与患者痛苦。

（2）先用无菌敷料或洁净的手帕、毛巾等覆盖伤口，再行包扎。

（3）避免在受伤部位或坐卧时会受压的部位打结。

（4）包扎要松紧适度。松了容易脱落；紧了压迫局部，会造成神经、血管、肌肉等组织的损伤。

059

头部摔伤，如何判断是
不是颅内出血？

网络主播时常会做出一些惊人之举。抱着"只要火了，就不用上班了"的念头，小郝打算靠直播赚钱。这次的直播内容是：身着单薄道具服装，跳入冰冷刺骨的河水中。正式直播时，小郝站在离河面约有 2 米的桥上，自行翻过护栏跳下了河。跳下桥后，刚开始 2 分钟他还在河里露了露头，之后就没了动静。旁边岸上为其拍摄的朋友很快发现小郝情况不对，赶紧和几个路人下河救人。朋友下到河里才发现河水很浅，还不到他膝盖位置，河底硬邦邦的，都是石头。最终小郝因头部受伤，颅内出血，经抢救无效死亡。

无论是有意还是意外，头部受伤的事不在少数。头是人体的重要部位，受伤的后果有轻有重，如果是头部血肿，可能冷敷一下就缓解了，但如果像小郝这样，外伤导致颅内出血，严重的话就会夺人性命。

如何判断头部受伤是否严重呢？

如果受伤的是孩子，可不是孩子哭声越大受伤越严重。不能只通过孩子的哭声、疼痛的程度、出血程度来判断伤情，严重的伤情往往是无声的，一旦发现孩子在磕碰后情绪不稳定、不安、头晕，甚至昏迷，应立即送医院。

如果耳或鼻有血性液体流出，往往是因为颅骨骨折导致耳道、鼻孔有脑脊液流出。

头部受伤后，应密切注意伤者有无异常反应，比如头痛加剧、恶心、呕吐、抽搐，以及语言障碍、肢体无力、两侧瞳孔大小不一等，遇到这些情况立刻拨打 120，并同时采取急救措施。

不要为了弄醒伤者而去掐人中或摇动头部，这样会加重脑损伤和出血程度。

送医院前，让伤者平卧，头转向一侧，以防呕吐的食物进入气管导致窒息。

若伤者呼吸、心跳停止，立刻进行心脏复苏。

不要用纱布填塞伤者的鼻腔、耳朵，也不能用水清洗。脑脊液连同血液流经不清洁的鼻腔、耳道后，如果逆行进入颅内，会引发颅内逆行性感染等严重后果，甚至死亡；还会因颅内压增高而危及生命。

特别需要注意的是，颅脑外伤有时伴有其他部位的外伤，如骨折、肝脾破裂等内脏伤，要一并诊治。头部受伤还常常伴有颈部受伤或者颈椎受伤，所以移动伤者之前，要正确固定住伤者颈部。

060

肘关节受伤，千万不能做什么？

不知道大家注意过没有，周总理鼓掌的时候，总是用左手去拍右手，而且拍照的时候，总理的右手也从未垂直放下。这和他肘关节受过伤有关系。

1939 年 7 月 10 日，周总理因为意外从马上摔下来，右臂摔得很重，前臂的骨头从肘关节处支了出来。

周总理受伤后，先由中央卫生队的医生做了治疗，后又经三名印度医生做了手术，却总是不能复原。再后来毛主席还劝他去苏联重新做了手术，结果依旧不理想，那条伤臂再也无法伸直，周总理肘关节的屈伸功能终生都受到影响。

1989 年的夏天，我到扮演周总理的特型演员王铁成老师家中做客。王老师深情地望着他家墙上悬挂着的周总理和邓颖超的大幅照片，边学周总理鼓掌和与人握手的姿势，边对我说："整整 50 年前，总理因为右侧肘关节受伤，不能屈伸。所以，他鼓掌是右手掌心朝上，左手拍右手；再有，一般人握手都是肘关节活动，而总理和人握手不是肘关节动，而是肩关节在动。"我一想，还真是。我有机会近距离见过周总理 3 次，又在电影、电视里见过无数次。

肘关节损伤，包括骨折、脱位、软组织损伤。一旦骨折或脱位，千万不要强行屈伸，以免加重损伤，影响功能。当时应立即采取制动措施，把关节固定为伤员感觉相对合适的角度。然后，将长度适当的木板、木棍或雨伞等，放在前臂和上臂，再用布带固定。固定后，再去医院。

膝关节损伤和肘关节损伤的处理方法基本一样。

061

眼睛被鞭炮炸伤，能冲洗伤口吗？

那还是前些年的事。一个除夕的夜晚，到处都能听到鞭炮声，郑先生买了不少二踢脚，从小他就胆大，爱放这种爆炸猛烈的炮仗。他放炮时太过开心，就把安全忘了，结果被二踢脚炸伤了眼睛，眼球形状都损坏了，去医院后因为伤势较严重，被迫摘掉了左眼眼球。这种结局，虽然要不了命，却对正常生活影响较大，左眼凹陷还影响了美观。

燃放烟花爆竹被烧伤、炸伤的事年年都有发生。比较多见的受伤部位是手部和眼睛、面部，颅脑、胸腹、四肢同时损伤的情况也并不罕见，个别人可能因伤势过重而死亡。

眼睛，是人体最宝贵的器官，一旦被炸伤，该怎么办呢？

（1）先将伤者眼部、面部的污物等小心清除。

（2）如果皮肤表面形成水疱，不要挑破，以防感染。

（3）面部的血管丰富，如果有出血，应用干净的纱布或毛巾用力压住伤口，起到止血的作用。

（4）如果有眼球破裂、眼内容物脱出等情况，眼睑会高度肿胀、瘀血，令眼睛睁不开。此时千万不要揉眼睛，也不要强行扒开眼睑或去除脱出的组织。应用清洁纱布覆盖后，再放上一个用布类做好的垫圈，把大小适当的碗扣在垫圈上，最后再包扎（千万不要直接包扎）。这样可以有效地防止眼球受到压迫。

（5）注意不要冲洗伤口，以免污物更加深入或加重损伤。也不要涂抹药物，尤其是有颜色的药物，以免影响医生对伤情的判断。

（6）拨打急救电话，将伤员安全、快速送往医院。

提醒大家，在燃放烟花爆竹时一定要注意安全。儿童尽量不要燃放，在安全距离外看着就好。

062

外伤急救，为什么千万
不能直接包扎？

包先生在工厂上班，某天他当班时发生一起爆炸事故，爆炸产生的巨大气浪将包先生从 4 米高的台面上震落下来，导致他全身多处骨折，玻璃刺入肺部，胸腔破裂，胸膜腔和外界相通，造成开放性气胸。受伤后包先生出现气促、呼吸困难、发绀和休克等症状，呼吸时还能听到空气出入胸膜腔时的响声。工友们并不懂这样的伤情该如何正确处理，只是将他送往医院，因为未及时做相应处理，他的气胸险些造成生命危险。

包扎是外伤现场急救的重要措施之一，受伤部位经过有效止血之后，均应进行及时、正确的包扎。不要认为包扎只是医生该做的事情，离普通百姓的生活很远，说不定哪天遭遇意外情况，在医护人员不能马上到达现场的情况下，你若具备实用急救技术，就能够及时施救，甚至救人一命，这可是功德无量的事。

包扎也是有要求的。应该做到动作轻巧，避免碰撞伤口，以免增加出血和疼痛。接触伤口面的敷料必须保持无菌，以减少伤口感染的可能性。包扎要松紧适度，打结避开伤口。

还有一件事情非常重要。在对伤者明显可见的伤口进行包扎之前或之时，一定要了解有没有其他部位的损伤，特别要注意是否存在比较隐蔽的内脏损伤，如果有情况，一定要先行处置此类伤情，不能因为外伤严重，就手忙脚乱先包上了事。

对于与体腔相通的开放性伤口，现场只需对伤口进行简单的覆盖，然后尽快送医院或联系医务人员前来救治。这里又分几种情况：

（1）**与腹腔相通的腹部伤口**　可用干净的纱布、毛巾、被单等覆盖。如果有肠管等从伤口处脱出，切勿将其回纳腹腔内，以免加重腹腔污染。对脱出的肠管要用洁净的布类制作大小适当的垫圈放在受伤部位，再用一个干净的、大小合适的碗扣在垫圈上面，最后再用三角巾包扎，这样可以防止脱出的肠管受到压迫。

（2）**气胸**　气体进入胸膜腔，造成积气状态，称为气胸。气胸又可分为闭合性气胸、开放性气胸及张力性气胸。开放性气胸应尽快用无菌纱布或其他清洁的敷料覆盖，上面再覆盖一层塑料薄膜，加压包扎，使开放性伤口变成相对封闭的伤口，以便减少空气的进入，从而减轻症状和继续损伤。张力性气胸最为危险，由于破裂口形成单向活瓣，当伤员吸气时裂口开放，气体不断进入胸膜腔，呼气时裂口关闭，以致气体不能排出，胸腔内压力不断增加，使得肺的压力增加，从而导致进行性呼吸困难，可迅速危及生命。此时应立即拨打急救电话，请专业急救人员做紧急胸腔穿刺排气处理。

（3）**颅脑损伤**　伤者如果出现鼻孔、耳朵出血，应考虑颅底骨折，脑脊液漏出。这时候不但严禁压迫或填塞止血、冲洗，还应该让血流出来，如果血流不出来，颅内压力就会增高，从而压迫脑组织，那可就危险了。如果骨折穿破头皮或有脑组织膨出，可按腹腔脏器膨出的原则处理。

063

普通骨折，搬运失误竟会导致瘫痪？

一家餐厅改造升级，丁先生和工友正在施工。丁先生不慎从三楼高台坠落，造成身上多处受伤，脊柱骨折。这一下虽然摔得厉害，但他手脚还可以动，只是站不起来。工友们开来了自己的面包车，七手八脚地把他扶了起来，要送他去医院。此时丁先生突然感到下身像触电般难受，之后他的下半身就再也没有感觉了。工友们事后得知，由于他们不恰当的搬运，损伤了丁先生腰段脊髓神经，造成了下肢瘫痪，也就是外伤性截瘫。

发生意外事故时，情况严重的伤者在救护车到来前不宜搬动。但是，如果现场有起火爆炸的情况，需要尽快让伤者脱离"水深火热"的危险环境。

这里介绍几种单人、双人徒手搬运法，简单易操作。

（1）**单人扶行法** 施救者站在患者伤侧，将其伤侧上肢绕过自己的颈部，用手握住患者的手；另一手绕到伤员背后，扶其腋下或腰部，搀扶行走。此法适用于伤势不重、无下肢骨折、可以自己行走的患者。

（2）**双人扶行法** 两名施救者分别站在伤员两侧，靠近患者的手分别放在患者背后，并扶住患者的腋下或腰部。患者两臂分别搂住施救者的颈部，两名施救者的另一手分别握住患者的两手。此法适用于伤势不重、无下肢骨折的患者。

（3）**抱持法** 施救者将一侧手臂放在患者背后，一手放在腋下，另一手臂放在患者双侧腘窝下面，将患者抱起。此法适用于体重较轻的患者，禁用于脊柱损伤、下肢骨折的患者。

（4）**背负法** 施救者背向患者下蹲，让患者趴在自己后背，然后握住患者双手腕或双手固定患者大腿，也可将两肘窝放在患者两腘窝下面，再用双手紧握患者双手，缓缓起立。此法适用于体重较轻的患者，禁用于胸部损伤、脊柱损伤、四肢骨折的患者。

（5）**拖行法** 施救者抓住患者双肩将伤员拖走；也可将患者衣服纽扣解开，把衣服拉至其头上，双手握紧患者的衣领向后倒退行走。这也可使伤员头部受一定保护。亦可用被褥、毯子等拖行。此法适用于体重较重者，禁用于脊柱损伤的患者。

（6）**爬行法** 先将患者两侧腕部交叉，再用三角巾将两侧手腕固定在一起。然后施救者骑跨在患者身上，将头部钻入患者两臂之间，用两臂支撑，使患者上半身离开地面，向前爬行。此法适用于在空间狭小或有浓烟的环境下昏迷的患者。

（7）**椅托式搬运法** 两名施救者面对面蹲在患者两侧，分别将靠近伤员一侧的手伸到伤员背后，并握住对方手腕。各自再将另一手伸到伤员大腿下面，握住对方手腕。同时起立，先迈外侧腿，保持步调一致。此法适用于意识清楚的体弱患者，禁用于脊柱损伤、下肢骨折的患者。

（8）**轿杠式搬运法** 两名施救者面对面，各自用右手握住自己的左手腕，再用左手握住对方的右手腕。然后再让伤员坐在抢救者相互紧握的手上，同时两臂分别搂住两抢救者的颈部。两抢救者同时起立，先迈外侧腿，保持步调一致。此法适用于意识清楚的体弱的患者，禁用于下肢骨折的患者。

（9）**双人拉车式搬运法** 两名施救者，一人在患者背后，两臂从患者腋下通过，环抱胸部，将患者两臂交叉胸前，再握住患者手腕；另一人面向前，身体在患者两腿之间，抬起患者两腿，两名施救者一前一后行走。此法适用于意识不清者，禁用于脊柱损伤、下肢骨折的患者。

有些伤者不适合徒手搬运，如果是在家里，难以找到担架等专用搬运器材，可以就地取材，利用家中物品来搬运伤者。

（1）**椅子搬运法** 让患者坐在椅子上，可用宽一些的带子将患者固定在椅背上。两名施救者一前一后，一人抓紧椅背，另一人抓紧椅腿，将椅子稍向后倾斜，然后将椅子抬起，两个人步伐一致地缓慢移动；两名施救者也可一左一右，分别抬起椅子两侧，患者搂住两个救护者的脖子。此法适用于需要坐位或半卧位的患者，如急性左心衰、肋骨骨折等患者，禁用于脊柱损伤、下肢骨折的患者。

（2）**毛毯、床单、被子搬运法** 将毛毯、被子或结实的床单铺在床上或地上，将患者轻轻搬在毛毯、被子或床单上，2～4名施救者面对面各自提起毛毯、被子或床单。此法适用于不能行走、不适合坐位的患者，尤其适用于高层建筑无电梯时，或空间狭窄、担架不易通过的环境，如狭小的电梯间，在实际工作中这是一种较方便、省力的方法。如果患者有意识障碍，应注意避免颈部屈曲导致窒息，禁用于骨折及脊柱损伤的患者。

当患者脱离险境，等待救护车或向医院转运时，有可能因冻伤、水浸、失血等原因而感到浑身发冷，体温下降。此时应立即更换伤者潮湿的衣物，帮助伤者尽快升温保暖。可将暖水袋放在伤者的腋下、腰部、两腿之间和足部，然后用棉被包好保暖。暖水袋温度要适宜，可用毛巾包好，防止发生烫伤。

064

如何在野外制作简易的
担架？

在 1976 年的唐山大地震中，一位李姓女医生腰部被楼板砸伤，埋在废墟中等待救援。几个不懂正确救援知识的群众救援人员过来后，直接将她拖了出来。女医生当时能意识到自己的伤势，她知道此时千万不能随意搬动，但嘴里已说不出话来。后来经过抢救，女医生虽保住了性命，但变成了截瘫的病人。

无论是重大灾难事故，还是车祸、野外探险，对摔伤脊柱或下肢的伤者，就需要用担架搬运了。从转移的角度上讲，伤者最安全的姿势是仰卧，背部挺直，手臂和腿部伸直，双手放在两侧。如果伤者有呕吐或者意识不清醒，应该将其侧卧，保证呼吸道畅通，同时在身体两侧垫好垫子，避免身体过度移动。

在远离市区的荒郊野外，或者重大灾难现场等不具备救治条件的地方，运送伤者需要担架时，如果没现成的，可以制作一个临时担架。做不了太专业的，可以做个简单的。长期从事野外活动的人都知道，就地取材是一项基本本领，吃、住，包括搬运伤者，就地取材完全可以解决问题。

"木乃伊担架"法

（1）将绳子分成相等的 U 形环，宽度是伤者宽度的两倍，在绳子尾端系一个小环。

（2）在绳子上放一块床单或毯子等，还可再放上一些软的物品，如海绵垫，然后放支撑杆，接着再放一层垫子。

（3）将伤者放在垫子上，盖上毯子、厚衣服，再将床单的一角拉过来盖在伤者身上，将第一个没系上的线圈穿过一个系上的线圈拉向中心，从伤者的头部开始依次重复动作，直到腋窝处。

（4）测试承重能力，合格后将伤者固定在担架上。

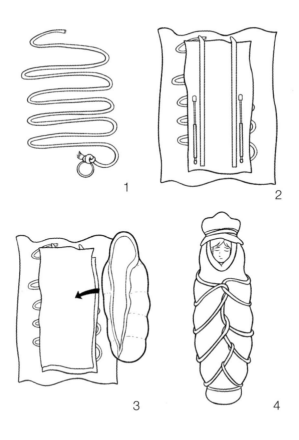

用毛毯和两根木棍制作担架

打开宿营携带的毛毯，放上两根长棍，再分别把长棍两边的毯子向内折叠即可。

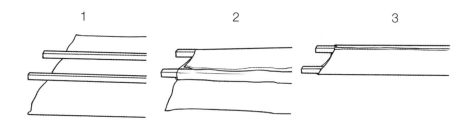

用木棍和外套制作担架的方法

两人穿好衣服，分别握住两根长棍，另一人分别把两人衣服像脱套头 T 恤那样从头上脱下，套在长棍上。或直接将两三件衣服套在两根长棍上。

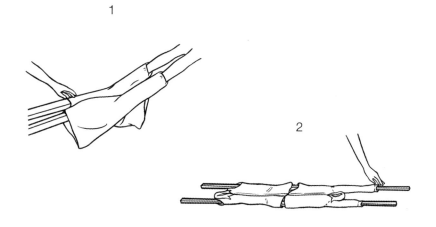

用麻袋、编织袋制作担架的方法

分别将两条麻袋两底脚剪开，在分别插入两根长棍即可。

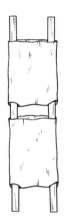

用两根木棍和绳索制作担架的方法

先用绳索在一根木棍上打一双套结固定，然后按照"之"字形分别环绕在两根木棍上，以双套结收尾。

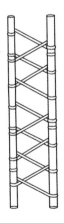

065

发现有老人倒地，到底扶不扶？怎么扶？

某天，一名民警巡逻至公园门口时，发现马路边一名老人倒在地上，立即上前查看。经了解，李婆婆早上起来经过公园门口时，因疾病复发，突然感觉头痛难忍继而晕倒，摔倒在地后她曾试图坐起来，但是身子不听使唤。

李婆婆身体不好，有头痛、头晕的病史，早上出门就是准备到药店买治疗头痛的药，谁知还没有走到药店，病就发作了。经过检查，李婆婆身体各部位并无大碍，民警这才将她扶起，带到一旁休息，并到附近的药店买了药品赠送给她，然后联系了她的家人。

发现有老人倒地，到底扶不扶？对于不扶的说法，我也表示赞同。但不扶不代表不管，不是说不尊老爱幼，没有爱心。不扶，不等于一直不扶，而是不贸然去扶。要知道，老年人跌倒后太急于起身，无论是自己起来还是在别人帮助下起来，都很可能造成更严重的二次损伤。

如果现场没有别人，老年人跌倒后，可在确保环境安全的情况下，通过自身感觉和轻微活动身体来判断损伤程度。若感觉损伤较为严重，应尽可能保持原有体位，向周边人求助或拨打急救电话等待救助。

如果你想救助老人，不要贸然扶起，可遵循下列步骤救助。

（1）判断老人是否丧失意识，轻拍老人双肩，分别在两侧耳旁大声呼唤。

（2）如果叫不醒，马上用 5 ~ 10 秒的时间观察胸腹部是否有起伏，以判断是否存在呼吸，如胸腹部无起伏，或出现"喘息样呼吸"，可以判断为心脏骤停，此时应立即做心肺复苏，同时拨打 120，请人就近取来 AED。

（3）如果老人没意识而有呼吸，说明是昏迷，应采取稳定侧卧位，清理干净口腔内的呕吐物等异物，确保气道通畅，并拨打急救电话。

（4）如果老人意识清楚，可询问老人是滑倒、绊倒还是肢体无力，借此可大致判断是否有严重疾病。站立时跌倒可考虑是因突发疾病而倒；拿较重东西时跌倒可考虑是平衡不良；被地毯或台阶的边缘绊倒可考虑是下肢无力；跌倒与低头等颈部活动有关，可考虑椎基底动脉供血不足。

（5）询问老人有无剧烈头痛、恶心呕吐、口角歪斜、言语不清、肢体无力、瘫痪、大小便失禁等，这些情况可以提示发生了急性脑血管病。

（6）检查局部有无疼痛、压痛、出血、青紫、肿胀、畸形、骨折等，视情况应及时采取简单的止血、包扎、固定等措施。

（7）如因车祸、高处坠落等外界暴力原因，导致颈部、背部、腰部剧烈疼痛、局部压痛明显、疼痛部位肿胀、不能活动等，同时出现肢体的感觉减退或消失，肢体不能自主运动等，应考虑脊柱脊髓损伤、外伤性截瘫，此时禁止搬动老人，以免加重损伤，立即拨打急救电话，请专业急救医生处理。

（8）对于意识不清楚的老人，不要喂水、喂饭、喂药等，以防止窒息。

（9）只有在进行这些检查以后，在确认老人身体无大碍的情况下，才能将老人扶起来到一旁休息，或等待急救人员到来。

（10）可根据情况联系亲属、拨打急救电话 120，或直接就近送往医院。

066

冻伤后，用火烤、用雪搓是正确的方法吗？

这是东北一座城市里发生的事。一个冬天，李先生在工地值夜班，职责是看护大型施工设备，没有其他任务，所以只有李先生一个人。不巧的是，一次巡检时李先生被护栏卡住身体，进也进不去，退也退不回来，就这样保持一个难受的姿势卡在那儿，直到次日天亮才被人发现。因天气寒冷，李先生被严重冻伤，受冻的脸部呈紫褐色，局部身体的感觉也完全消失。

冻伤属于低温损害，低温损害有以下几类。

分类标准	类型	说明
损伤范围	全身性损伤	包括冻僵和冻亡
	局部性损伤	包括局部冻伤
损伤性质	冻结性损伤	是指机体短时间暴露于或接触极低温度或长时间暴露于0℃以下的低温而引起的组织损伤，包括局部冻伤和冻僵
	非冻结性损伤	是指机体长时间处于0～10℃的低温潮湿环境中引起的组织损伤，包括冻伤、战壕足和浸泡足

人在寒冷环境中时间过长，手脚、耳朵、鼻尖等血液循环较差的部位就容易出现冻伤，轻者皮肤红肿、灼痛或发痒，重者皮肤起水疱，再严重会引起皮肤、肌肉甚至骨骼坏死。

除了低温以及暴露时间，冻伤还有两个帮凶：潮湿、风速。它们都与机体的散热率有关。水的导热性是空气的 20 倍，外界环境空气干燥，机体热量散失慢，不易引起冻伤；反之，空气湿度大，机体散热快，就容易引起冻伤。战壕足因在第一次世界大战陆军战壕中发现而得名，指的就是双足长时间在潮湿的环境中穿着湿冷的鞋袜而引起的冻伤。

通常人体皮肤与衣服之间的空气层能起到良好的保温作用，风会导致空气流动加速，破坏保温层，加速热的对流和丧失，导致人体热量散失。风速越大，机体热量丧失越快，越容易引起冻伤。

身体冻僵后，千万不能立即用火烤，会导致局部损伤加重，甚至组织坏死，这个多数人应该知道。需要注意的是，如果皮肤已经冻伤，用雪揉搓这种方法也不适用了，因为此法会增加皮肤散热，严重情况下反而加重局部损伤。

预防冻伤，自然先要注意防寒。穿着松软、厚而不透风的衣物，戴齐手套、口罩、耳罩或帽子，尽可能减少暴露在低温中的体表面积，外露的体表上适当涂抹油脂。

然后是防湿。保持衣着、鞋袜等干燥，若沾湿及时更换；有汗足的人采取措施予以治疗。

还有，严寒环境中要适当活动，避免久站或久蹲。进入低温环境工作以前，可进食高热量食物，比如肉类、奶油、蛋黄以及糖、蜂蜜、巧克力等；但不可以饮酒，因为饮酒不但不能防寒，而且会因皮肤的血管扩张，反而增加了热量的散失。

最后，加强锻炼。前往高海拔或高纬度地区工作的人员，应事先锻炼身体耐寒能力，如冷水浴、参与冰上运动等。

万一出现冻伤如何处理？

（1）让伤者脱离寒冷环境，进入温暖的室内，除去湿冷的衣物鞋袜。

（2）将冻伤的肢体泡在40～44℃的温水中，也可以使用暖水袋或电热毯使患者迅速升温，直到受伤部位充血，也就是变红，或恢复正常体温。千万不要用雪摩擦身体或用火烤，这样会导致局部损伤加重，甚至组织坏死。

（3）若有局部身体冻伤非常严重，如个别手指、脚趾，可用干净纱布将冻伤手指或脚趾同其他手指、脚趾分开，将冻伤部位包扎起来，立即送医院急救。

067

为什么电梯出故障时不能强行开门？

一栋公寓的电梯因发生故障，从 19 楼下坠到 16 楼、17 楼中间，电梯内紧急报警铃无法使用，三名群众受困电梯间 40 多分钟。有人拨打电话报警，民警到场时，相关维修人员已经开始施救了，但一时之间未能成功，被困人员的情绪开始焦躁不安。由于电梯空间狭小闷热，通风状况差，电梯内的人员感到心跳加速、呼吸困难。其中之一的靳女士更是出现心脏异常情况。

电梯故障主要有两种：一是电梯突然停止运行；二是电梯失去控制急速下坠。如遇电梯突然停止运行，受困者该用何种自救方法确保安全，并获得救援呢？

（1）**要冷静** 尽量平复自己的情绪，并且安慰困在一起的人，尤其是有心血管疾病的人，过于紧张焦虑可能引起发病。几个人同时被困，可以用聊天来分散注意力。应特别照看好老人、儿童。

（2）**求援** 电梯里都设有报警铃，可以按铃求救。或拨打电梯中标注的故障报修电话，准确告诉对方自己所处位置、电梯里的人数和年龄、身体有无出现异常状况等情况，并留下自己的联系方式。也可以通过手机拨打 110 报警。

（3）**用鞋拍门** 如无警铃、电话或对讲机，手机又失灵时，可拍门叫喊或脱下鞋子拍门，发信号求救。如无人回应，注意倾听外面的动静，当有行人经过，设法引起他的注意。不要不停呼喊，要保持体力，等待救援。

（4）**别乱动**　电梯突然停止运行，一般不是很危险，一些自以为是的自救行为却是最危险的。切勿强行开启电梯门，因为电梯外壁的油垢可能使人滑倒。若电梯顶上有出口，也不要轻易从上面向外爬，因为电梯顶部的出口板一旦打开，安全保护机制会使电梯停止不动，当你向外爬时，很可能会不小心碰到电梯的某个机关，令出口板突然关上，电梯会突然启动，令人失去平衡，在电梯顶上的人可能因突然失足坠落而伤亡。

（5）**听指挥**　通过各种方式发出报警信息后，耐心等待救援人员的到来。救援人员到来后要听从其指挥，配合救援人员排除故障，确保人身安全。

如果遇到电梯急速下坠，应该怎么做呢？

（1）不论有多少层楼，迅速将所有楼层的按键全部按下，当紧急电源启动时，电梯可马上停止下坠。

（2）如果电梯里有扶手，可双手紧握扶手，防止摔伤。

（3）整个背部与头部紧贴电梯内墙，呈一直线，使电梯墙壁成为脊椎的靠背，使整个身体相对稳定。

（4）把双侧脚跟提起，膝关节弯曲。电梯一旦急速坠落到底，或突然停止坠落，这个姿势可以起到一定的缓冲作用。

068

鱼钩刺入人体，可以自己取出来吗?

和以往的每个周末一样，林先生邀请了几个好友一起去钓鱼。选好了位置，摆放好渔具，一切准备就绪，林先生开始甩竿。可让他万万没想到的是，在甩竿时，鱼钩竟向自己飞来，林先生来不及躲闪，鱼钩刺入了他的脖子。由于有倒刺，同伴费了好大劲才把鱼钩摘下来，还不小心弄掉一块肉，疼得林先生龇牙咧嘴。鱼钩不干净，回去之后林先生免不了还要去医院打一针破伤风。

日常生活、工作中，受伤在所难免。平时皮肤破损都是怎么处理的呢? 不过就是止血、消毒、包扎，严重的去医院瞧瞧。

但是，如果你到野外旅游、探险，遭遇意外伤害的概率要大大高过身处城市中，而且远离医院，一般条件比较差，急救设备、物品也不全，一旦出现软组织损伤，尽管情况不严重，也要正确处理才行。

鱼钩都带有倒刺，扎进去很难拔出来，如果是大钩，钩掉一块肉不说，如果钩断神经，还会造成身体某部分感觉、运动障碍。曾有人钩中手背，强行拔出后造成一根手指无法弯曲;有人钩中脸部，强行拔出后出现面瘫、嘴角歪斜。另外，鱼钩本身不干净，也有感染破伤风病毒的可能。所以最好不要自行取下鱼钩，而是去医院由医生处理。去之前先把鱼钩上的线尽量贴着鱼钩剪下来，再把纱布卷成小卷，垫在鱼钩周围，超过鱼钩的高度，以确保用绷带缠绕伤口时鱼钩不会进一步刺入肌肉，再用绷带固定好垫子，就可以前往医院就诊。

如果在野外，短时间内无法寻求医生帮助，也可以请同伴帮助取出鱼钩。如果能看见鱼钩，首先用钢丝钳剪断穿破皮肤露在外边的倒刺，然后固定住穿鱼线处小心地往外拉。鱼钩拔除后需要清洁伤口，可以挤点血出来，冲掉留在伤口的脏东西，然后用纱布覆盖伤口，再用绷带包扎好，再去医院注射破伤风疫苗。

如果看不到鱼钩，可将鱼钩向里推进，使鱼钩的倒刺露出皮肤，再把倒刺剪断，然后再从鱼钩入口处把鱼钩拔出。

069

骨折情况不同，固定时分别要注意什么？

于先生是开长途汽车的，这次和五位同事从江苏前往杭州拉货，于先生坐副驾驶位置。凌晨时分，一辆大货车追尾，于先生的车被撞得整个掉转了180°，车辆尾部严重变形。车祸发生时于先生等人还在睡觉。出事后几个人从车中爬出来，于先生感觉自己肋骨断了，身上多处擦伤。其他几人也都不同程度受伤。送往医院后，经检查，于先生右侧锁骨和五根肋骨骨折。

发生骨折或疑似骨折的伤员，在进行必要的止血、包扎后，随后应采取骨折临时固定措施，注意，此时的固定并非复位或矫正畸形，此时固定的目的是限制受伤肢体的活动，从而避免发生或加重骨折的断端对血管、神经、肌肉及皮肤组织的损伤，还可以减轻疼痛、防止伤者休克，便于下一步的搬运。急救中要掌握几个原则：

（1）先救命、后治伤。如心跳、呼吸已停止，应立即施行心肺复苏术；如有大血管破裂出血，应同时采取有效的止血措施。

（2）开放性骨折，必须先止血、再包扎、最后固定，顺序不可颠倒；闭合性骨折直接固定即可。

（3）下肢或脊柱骨折，应就地固定，尽量不要移动伤者，以防损伤加重。

（4）夹板必须扶托整个伤肢，夹板长度应覆盖骨折部位两端的关节。

（5）夹板等固定材料不要直接与皮肤接触，要用棉垫、毛巾、衣物等柔软物垫好，尤其骨突部位与悬空部位更要垫好。

（6）肱骨或尺、桡骨骨折固定时，均应使肘关节屈曲，角度略小于90°，呈80°~85°（手要高于肘），再用悬臂带将前臂悬吊于胸前；股骨或胫、腓骨骨折固定时，均应使膝关节伸直。

（7）严禁将断端送回伤口内，以免加重污染与损伤。

（8）固定的目的只是为了限制肢体活动，不要试图复位。如肢体过度畸形，可根据伤情沿伤肢近端长轴方向牵拉、旋转骨折远端肢体，使其大致对位、对线即可，然后固定。

（9）四肢骨折固定时，一般先固定近端，后固定远端。

（10）四肢骨折固定时，应尽量露出四肢末端，以观察血液循环情况，如出现苍白、青紫、发冷、麻木等表现，应立即松解，查清原因，重新调整夹板的位置或松紧，以免肢体缺血、坏死或损伤神经。

070

骨盆骨折，怎么用两条
三角巾搞定？

中午下班时，白女士骑电动自行车回家，一辆洒水车路过，她急忙闪躲，旁边的黑色轿车猛地撞上了她，白女士连人带车摔出好几米，坐在地上十多分钟起不来。路过的人想来帮忙，但是又不知道怎么做，只好拨打了急救电话。

急救医生赶到后，进行了初步检查和相应处理，并把她抬到担架上送往医院。经进一步检查，白女士是尾骨、骶骨骨折。

尾骨、骶骨是骨盆的一部分，骨盆骨折可造成腹膜后血肿、大出血，导致休克，迅速死亡；还可造成膀胱、尿道、直肠及神经损伤。如果遇到这种情况想出手相助，在救护车到来前又该如何做固定处理呢？

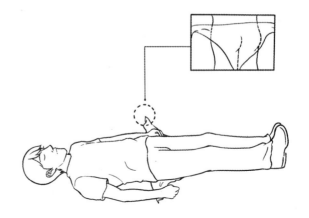

① 患者取仰卧位，将三角巾底边向上，顶角向下，放在患者身体下面。

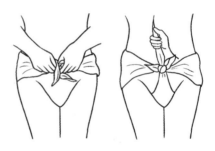

② 将三角巾底边齐腰，两底角围绕到腹部拉紧、打结；再将顶角向下拉紧，顶角带从两腿间拉向腹部，与两底角结再打一结。

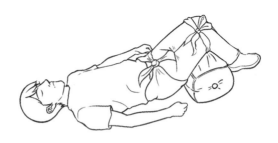

③ 将膝关节与髋关节屈曲，两膝之间垫好棉垫、毛巾、衣服等，再用一条三角巾折叠成条带，将两膝固定在一起，双腿下面可以垫些东西支撑。

别忘记拨打急救电话 120。

071

车祸瞬间，做什么动作
可以减少伤害？

某天潘先生开车回家，由于是晚间，车辆不多，他的车速比较快，通过一处路口时意外发现行人，急忙打方向盘，将路中间十几米长的隔离护栏撞倒，又撞上一辆汽车才停下来。潘先生的车车头受损严重，另一辆车也受到一定程度撞击，所幸行人没什么事，潘先生自己则是锁骨骨折。

车祸，是和平年代造成人类伤亡的最主要原因，给很多家庭造成不必要的损失和伤害。尤其在中国，交通事故率在全世界名列前茅。

交通，或交通事故都包括三要素——人、车、路，其中人起主导作用。无论开车、骑车，还是步行，人都是交通的参与者。

除了加强人们的交通安全意识，严守交通法规外，如果人人开车都能掌握一些技巧，车祸的发生率就能大大减少。

开车前一定要认真检查车辆，尽量避免因车辆本身的问题而发生事故。出车时还要带齐有关证件，行车中要随时注意标志牌，以防走错路线，违反交通法规。

开车时专心致志，不要边开车边吃东西、边开车边吸烟、边开车边打手机……

行车时与前车保持安全距离，建议后车司机先给前车设定一个目标，无论车速快慢，当前车到达目标后，后车 2 ~ 3 秒后到达该目标，这样在发生紧急状况时才会有反应时间。前车变道，后车也跟着变道，因为它的前方可能出现障碍物，也可能想超车，由于你看不到，所以还是跟随它比较稳妥。

无论路口有没有信号灯，司机都要养成过路口必减速的习惯，同时要眼观六路耳听八方，特别留意速度相对较快的电动自行车，在小区、地下车库或视野不开阔的地方，养成提早按喇叭的习惯。

不跟外地牌照的车。外地司机对本地路线路况都不熟悉，容易违反交通法规，离他远点为好。

人们常说的"十次事故九次快"是有道理的，将车速控制在自己能够掌控的范围内，可以有效地预防交通事故的发生。

作为驾驶员，当迎面碰撞的主要方位不在自己一侧时，应手臂紧握方向盘，脚踩刹车，两腿蹬直，身体后倾，保持身体平衡，以免在车辆撞击的一瞬间，头部撞到挡风玻璃上或胸部撞到方向盘上而受伤。

如果迎面碰撞的主要方位临近驾驶员座位，或者撞击力度大时，驾驶员应迅速躲离方向盘，将两脚抬起，以免受到挤压而受伤。车祸发生瞬间来不及做缓冲动作时，应迅速抱头蜷缩身体，以减少头部、胸部受到的撞击。

感觉汽车要倾翻时，若已无法跳车，驾驶员可紧紧抓住方向盘，两脚勾住踏板，尽量使身体固定，以免受到碰撞或被抛出车外。如果车是向深沟翻滚，应迅速趴到座椅下，抓住方向盘或踏板，避免身体在驾驶室内翻动而受伤。

副驾驶位是最危险的座位，乘客首先要抱住头部躺在座位上，或者双手握拳，用手腕护住头面部，同时屈身抬膝护住腹部和胸部。

车辆遇险时，后排乘客应双手紧紧抓住前排座位或扶杆、把手，低下头，利用前排座椅靠背或双臂保护头面部。

若遇翻车或坠车时，应迅速蹲下身体，紧紧抓住前排座位的椅脚，身体尽量固定在两排座位之间，随车翻转；车辆在行驶中发生事故时，乘客不要盲目跳车，应在车辆停下后再陆续撤离。

万一人被抛出驾驶室或车厢，应迅速抱住头部，并缩成球状就势翻滚，可以减少落地时的反作用力，减轻头部、胸部的损伤，同时尽量远离危险区域。

当翻车已不可避免，需要跳车时，应用力蹬双脚，增大向外抛出的力量和距离，不能顺着翻车的方向跳车，以防跳出后被车辆重新压上。

遇到车祸，如何迅速判断伤情？

（1）**头破血流** 有可能被玻璃或铁制品划破皮肤或血管，导致头皮裂伤。应迅速止血、包扎，以免失血过多。

（2）**头疼、恶心呕吐、迷糊** 可能有颅内损伤，如颅内出血则可能昏迷不醒。需要等待医护人员救治。

（3）**颈部、腰部疼痛，伴有肢体感觉、活动障碍** 有可能颈椎、胸椎或腰椎错位、骨折，不得随意移动，应请专业医护人员搬动。不正确的搬运方法会加重脊柱脊髓损伤，导致瘫痪，造成永久性的损害，甚至危及生命。

（4）**胸部剧痛** 有可能是心脏、肺脏挫伤，也有可能是肋骨、胸骨骨折，骨的断端刺破肺泡，形成气胸、血胸，甚至会危及生命。如果撞击力量过大，收紧的安全带也可能造成肋骨、胸骨骨折。伤者千万不要移动身体，避免加重损伤，应及时拨打120。

（5）**腹部疼痛** 出现腹痛、腹胀、面色苍白、脉搏减弱、心率加快、血压下降，甚至休克，可能是肝脾破裂，发生大出血。伤者不要随意走动，应平卧在地，等候救护车到来。

（6）**肢体疼痛，肿胀、畸形** 可能是骨折。应避免不必要的移动，如有出血，应先止血，然后再固定。可用夹板或替代品固定骨折的伤肢。

在处理伤者的同时，千万别忘记拨打急救电话。

在此，呼吁所有车辆都配置车载急救包，有条件的配备 AED。

072

大腿骨折和小腿骨折的
区别竟然这么大?

2017 年 3 月 7 日,美国 NBA 比赛,骑士队主场迎战热火队,比赛进行到第二节,骑士队的博古特仅登场 58 秒,便在防守中小腿不慎撞上热火队的怀特,随即痛苦倒地。他很快被抬出场地,之后被诊断为胫骨骨折。由于伤势严重,博古特基本确定该赛季报销。对骑士队来说,这绝对是一个坏消息。当时如果骑士裁掉博古特,他们为此付出的近 100 万美元将付诸东流,然后还要再花 100 万美元签另一个大个子。"小皇帝"詹姆斯谈到博古特受伤时说:"当时我听见了骨折的炸裂声,当然也可能是安德鲁心碎的声音。"

比赛中的一次碰撞,后果这么严重? 还真是这样。虽说常人做运动时未必能有 NBA 球员那样的强度,但是腿骨骨折也不是什么稀罕事。这里讲讲腿骨骨折的处理方法。

大腿(股骨)骨折

生活里更为常见的股骨骨折多出现在老年人身上。老年人跌倒,髋部着地,容易发生股骨颈骨折。股骨颈的供血较差,骨折后愈合缓慢,常发生股骨头缺血性坏死。重物打击、挤压、冲撞,或者高空跌落,容易造成股骨干骨折,导致软组织严重损伤,血管断裂,失血过多发生创伤性休克。

股骨骨折后，会出现局部疼痛、压痛、肿胀、瘀斑，伤肢变短，外旋畸形，严重者出现休克。

股骨骨折后，最基本的急救措施还是固定。有以下一些固定方法。

① 夹板固定法

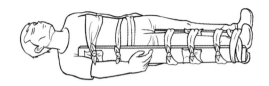

伤者仰卧，伤肢伸直。将两块夹板分别放在大腿内、外两侧。外侧夹板长度从腋窝至足跟，内侧夹板长度从大腿根部至足跟（如果只有一块夹板，则放在大腿外侧，将健肢当作内侧夹板），关节处与空隙部位加衬垫；然后用布带固定骨折部位的上下端，再分别固定胸部、腰部、膝部、踝部、踝部与足部应采用"8"字形固定，以免伤及侧足部外旋。

② 健肢固定法

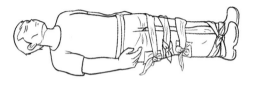

无夹板时，可用布带将伤肢与健肢固定在一起，两膝与两踝之间应加衬垫。先固定骨折部位上、下两端，再固定膝关节以上与踝关节处，踝部与足部应采用"8"字形固定。

小腿（胫骨腓骨）骨折

主要由物体打击、撞伤、轧伤、砸伤造成，也可由高空坠落、跌倒、扭伤等间接外力造成，青壮年和儿童较多。

伤侧小腿部位肿胀、疼痛，可出现畸形，不能行走，常有开放性伤口。胫骨或胫、腓骨同时骨折，小腿畸形明显，活动时可听到摩擦音；仅腓骨骨折时，仍能走路，有时无特殊体征。

小腿骨折固定，可以采取下面这些办法。

1 夹板固定法

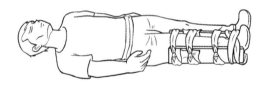

将两块长度从大腿下段至足跟的夹板分别放在小腿的内、外两侧（如果只有一块夹板，则放在小腿外侧，将健肢当作内侧夹板），关节处加衬垫后，先固定骨折部位上下两端，再固定大腿中部、膝部、踝部，踝部和足部采用"8"字形固定。

2 健肢固定法

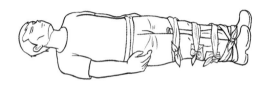

同大腿骨折健肢固定法。

073

该不该搬动脊柱受伤的人？

南方城市，下一场雪十分难得，让人兴奋，不过姜先生就有点倒霉了。雪后路很滑，他一个不小心，下坡时摔了个仰八叉，后脑勺磕了一个大包，肿起来老高，更麻烦的是，还把脊柱摔伤了。躺在地上，姜先生用手按了一下摔伤的部位，感到一阵剧痛，确认自己骨折了，不敢起身也不敢乱动，而是保持原位，向他人求助，让其帮忙拨打120。急救医生经过检查，证实了姜先生的判断，将他立即送往医院进一步救治。

脊柱是人体的"中流砥柱"，支撑整个身体，还有负重、减震、保护和运动等功能。如果说人体是棵大树，脊柱就好像树干，是生命的支柱。

脊柱损伤主要见于椎骨骨折或脱位，多由于直接暴力或间接暴力引起，导致脊柱过度前屈、后伸、侧屈、旋转等，可导致脊柱脊髓损伤，造成外伤性截瘫。

怎样来判断脊柱脊髓损伤呢？

（1）**单纯性脊柱骨折或脱位** 局部剧痛、肿胀出现后凸或侧凸畸形，局部压痛明显，不能站立、翻身困难等。

（2）**脊髓损伤** 除上述表现外，还出现以下表现：

● 感觉减退或消失，可根据其范围判断脊髓损伤节段。

- 运动障碍与反射改变。不能自主运动，肌张力改变，腱反射改变，出现病理征。

- 排便排尿功能障碍、性功能障碍等。

- 呼吸困难。高位截瘫，可因肋间肌瘫痪造成胸式呼吸消失，而依赖膈肌进行腹式呼吸，咳痰无力，可造成窒息。第4颈椎以上损伤，膈肌也可发生瘫痪，受伤后呼吸可立即停止。

脊柱脊髓损伤的正确搬运方法，是全救治过程中最首要的环节。搬运时千万不要让脊柱弯曲或扭曲，以免加重脊柱脊髓损伤，甚至危及生命。如无充分的把握，就不要搬动伤员。不搬动伤员就不会加重损伤；如贸然搬动，则有可能导致更加严重的后果，甚至危及生命。因此，建议：

（1）必须掌握脊柱脊髓损伤的判断。

（2）未经过严格训练，禁用徒手搬运方法，建议请专业急救人员抢救、转运，专业急救人员都是经过严格训练的，而且具有头部固定器、颈托、脊柱板、铲式担架、真空担架等专业器材，可以最大限度地保护脊柱脊髓损伤的患者。

如果不具备救护车、救护直升机，急救医生无法到达现场，只能采用徒手搬运方法时，应严格按照下面介绍的搬运方法进行。

胸椎、腰椎损伤的徒手搬运

（1）将伤者双下肢伸直，双上肢也伸直放在身体两侧，硬板担架放在伤者身体一侧。

（2）3人单腿跪在伤者身体另一侧，将双手臂分别插入伤者肩背部、腰臀部、双下肢下面，再同时将伤者身体水平托起，使其呈一整体放于硬板担架上。

（3）注意千万不要使脊柱弯曲或扭曲。严禁一人抱胸、另一人抬腿的方法，以免造成脊柱弯曲或扭曲加重脊柱、脊髓损伤。

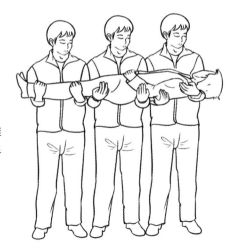

胸椎、腰椎损伤的徒手搬运

颈椎损伤的徒手搬运

（1）除上述要求外，要有专人双手扶托、固定头部，同时沿纵轴略加牵引，使颈部保持中立位。使用颈托固定头颈部，不得使伤者头颈部前屈后伸、左右摇摆或旋转。

（2）由4人将伤者平抬平放在脊柱板上，其中一人专门负责头部牵引、固定。再使用头部固定器或将枕头、背包、折好的衣物等放在头颈部两侧固定，防止头、颈部活动，并确保气道通畅。

要预防骨折，特别是运动型骨折，应长期坚持锻炼。还要多晒太阳，增加骨骼中钙的含量，提高骨骼硬度。老年人尽量避免摔跤，不宜在人多车多的地方活动，雨雪天气或地面结冰时尽量避免外出。

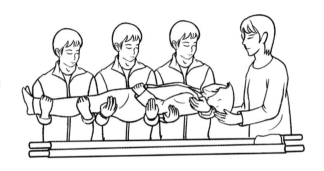

颈椎损伤的徒手搬运

074

髋关节骨折是怎么回事？为什么老年人尤其需要注意？

贺女士年近八旬，身子骨一向硬朗，出门锻炼、买菜都没问题。这天下雪路滑，贺女士毕竟年迈，反应比较迟钝，敏感性、协调性都比较差，一不小心就摔了一跤，疼痛之中感觉身子完全动不了了。幸运的是，贺女士摔倒的地方距离一个小诊所不远，里面出来3个人，看出贺女士有骨折的可能，3个人分工协作，两个人托起贺女士身体，另一个人专门扶腿，先牵拉扶正骨折的一条腿，与另一条健康的腿并拢，然后抬到面包车上送往医院。一检查，竟然是髋关节骨折。

髋关节就是老百姓常说的"胯骨轴子"。髋关节由股骨头和髋臼组成，是人身体内最大、关节窝最深、最典型、最完善的杵臼关节。

髋关节在身体的中间部位，主要功能就是负重，将躯体的重量缓冲到下肢，同时能做相当范围的前屈、后伸、内收、外展、内旋、外旋和环绕运动，且有吸收、减轻震荡的功能。

髋骨是人体腰部的骨骼，左右各一块。左右髋骨以及骶骨、尾骨连接在一起，构成骨盆。髋骨与股骨构成髋关节，是人体最大的关节。

髋关节骨折最多见于老年人，由于老年人骨质疏松，即使很轻的力量，也可能引起骨折。老年人日常活动能力降低，神经系统的反应能力也不及年轻人灵活，加上疾病的影响，发生骨折的概率自然增大了。有资料统计，约5%髋关节骨折的患者在住院期间死亡；髋关节骨折后12个月内的死亡率在18%～33%。老年人在受伤后，身体机能和生活质量可能显著下降；50%以上髋关节骨折前未卧床的老年人无法恢复骨折前的活动水平。伤者康复后，因为担心再次跌倒而减少活动量，增加了关节僵硬度和虚弱程度，进一步降低了活动能力。

髋关节骨折主要包括以下几种：

（1）**股骨颈骨折**　在股骨头下方和股骨大、小粗隆之间有一段骨骼，呈圆形，称为"股骨颈"。股骨颈骨折是髋关节骨折中最常见的骨折类型。多见于中老年人。

（2）**股骨粗隆间骨折**　在股骨颈的下方，骨骼变突变粗，外形出现大小两个不规则的骨性突起，较大的骨突起称为"大粗隆"，较小的骨突起称为"小粗隆"，如果骨折部位位于大小粗隆处，则称为"股骨粗隆间骨折"。与股骨颈骨折相同，粗隆间骨折的原因也与老年人行动不便、反应慢、骨质疏松症及骨骼的脆性增加有直接关系。无论是摔倒后髋部直接着地，还是身体失去平衡，造成下肢突然扭转等，均可造成股骨粗隆间骨折。

（3）**髋臼骨折**　髋臼好像一个半圆形的碗，具有前壁和后壁。正常情况下，股骨头位于髋臼内做旋转运动。当患者出现外伤或摔倒时，暴力经过股骨头传达至髋臼部位，使股骨头与髋臼的前壁或后壁产生剧烈撞击，造成骨折。髋臼骨折也多见于中老年人，不过原因和上面两种不一样，往往是由于高处坠落、车祸等较大的暴力导致。

如何判断是否发生了髋关节骨折呢？

（1）骨折部位有明显疼痛，如果按压腹股沟韧带中部或髋关节外侧，疼痛加重。可有肿胀，不能站立或行走。

（2）可见伤侧下肢短缩、外旋畸形。

现实生活中，除少数严重的创伤，骨折很少会直接导致死亡。但是髋部骨折却很容易导致老年人死亡，被形容为"人生最后一次骨折"。做手术有风险，保守治疗则肺部感染、下肢静脉血栓、肺栓塞等疾病的发生率较高，会增加死亡风险。不过现代医学这么发达，选对治疗方案，情况也没那么可怕。

髋关节骨折后如何进行现场急救呢？

摔倒后伤者自己不要立即起身，先判断自己的意识是否清晰，关节是否能自由活动，是否有出血等情况。然后，适当活动下身体，试试能否站起来，若不能自己起来，请人帮忙拨打120。

尽量不要搬动搬动伤者，以免加重伤情或增加伤者的痛苦。必须搬动时，将伤侧下肢固定，固定范围要超过上下两个关节。固定材料可就地取材，木棍、木板、手杖、雨伞等都行。在缺乏外固定材料时，也可以进行临时性的自体固定，比如将受伤的上肢固定在躯干上，或将受伤的下肢固定在健侧下肢。

固定可以避免骨折断端对软组织、血管、神经的继续损伤，减轻伤者的疼痛，并有利于防止休克，也便于伤者的运送。

075

颅底骨折后耳鼻出血，
为什么千万不能止血？

一年夏天，一位安装空调的工人在二楼外面安装空调主机，没有使用任何防护设备，突然从上面掉了下来，头部着地，当即意识丧失，从左侧耳朵里流出大约200毫升血液，马上有人拨打了急救电话120。

120的医生检查发现除了昏迷、左侧外耳道出血200毫升，没有其他异常，连个头皮裂伤也没有，血压、心律、脉搏都正常。医生请周围的人帮忙一起把患者抬到担架上，让流血的耳朵朝下躺着，就直接去医院了。

救护车刚走，就有人议论："这大夫不负责，耳朵里流出了那么多血，什么处理都不做，拉起就走。"

"对呀，倒是给耳朵里塞点棉花，止止血再走呀。这倒好，就那么流着血就走了，还耳朵朝下，那不是流血更多了吗？"

其实，他们还真是不懂，具体到这个耳朵出血的患者，不做处理那就对了。

头部的骨头叫颅骨，里面装的是脑子。盖在脑子上面的颅骨叫颅顶骨，托住脑子的颅骨叫颅底。颅底的位置较深，一般不会发生骨折，但是如果一个人遭遇车祸，或者从高处坠落，颅底受到巨大力量的冲击，就有可能发生颅底骨折。

颅底的位置在颅脑的中间，发生骨折后，不像四肢骨折那样能够直接观察到，但是，有一些可靠的间接征象能够提示我们颅底发生了骨折。比如，眼睑血肿，又叫"熊猫眼征"；再如，乳突（两耳后下方的隆起）血肿；另外，还会鼻出血（应排除鼻黏膜干燥、鼻子受伤、鼻咽癌、血液病、高血压等导致的鼻出血）、外耳道出血，也被称作"鼻漏""耳漏"。出现这些情况，都应该考虑是否发生了颅底骨折。

如遇颅底骨折，出现了"鼻漏""耳漏"情况，该怎么办？

（1）不要止血。此时不但要严禁压迫或填塞止血、冲洗，而且应该让血流出来，将伤侧朝下、充分引流，哪个耳朵出血就让哪个耳朵朝下，鼻出血就低头。

为什么不能压迫止血呢？因为出血的部位在颅底，不是鼻子，压着鼻子，也止不住颅底的出血，反而使血无法流出，致使颅内压增高，就会压迫脑组织，那可就危险了。

再者，捏住鼻子，不让它出血，血就会停留在鼻腔里，鼻腔里非常脏，被污染的血液如果再逆流回到颅内，大脑组织很可能发生逆行性被感染，这可是会要人命的。

（2）保持口腔清洁，不要让伤者擤鼻涕。这么做主要是为了防止颅内压增高及颅内感染的发生。

（3）及时拨打急救电话，送伤者到医院进一步诊断、处理。

076

为什么骑单车摔伤的处理方式多种多样？

沈先生骑共享单车拐弯的时候没控制好平衡，摔了下来。单车车把直接扎进右侧大腿里面，沈先生疼得不行。

过路的一名女士第一时间报了警。很快，120、119到达现场展开救援。为避免失血过多，争取治疗时间，最终决定用无齿锯直接把车把切断，随后将沈先生送往医院急诊科，进入手术室进行伤口清创处理。

自行车并不难骑，骑车也不算是什么危险运动，为何因它受伤的人如此多呢？我觉得大致有几种原因。一是很多成年人都是在儿童或者少年时就学会了骑车，之后多年没有骑行经验，对共享单车的性能不够了解，且身体僵硬，骑车的感觉一时找不回来，便容易摔伤；二是对老年人来说，随着年龄的增长，身体协调性和灵活性都不如从前，骑车时就容易受伤；三是对共享单车不像对自己家的车那么熟悉，一些人为了赶时间，扫码开锁前没有检查刹车、铃铛和车座的高矮，匆忙骑车上路后遇到紧急情况身体反应不及时，脚撑不到地面或因车座过矮双腿难以伸直，就容易摔倒受伤。

骑车摔伤造成的伤害一般不会太严重，基本上是那些常见的运动外伤，下面谈一谈受伤后如何处置。

（1）表皮擦伤，毛细血管破裂出血　问题不大的，用生理盐水冲洗伤口后，伤口周围用75%酒精消毒，不要让酒精进入伤口，然后用无菌敷料包扎，擦伤只需贴上创可贴，便能消炎止血了。小而深的伤口一定要去医院注射破伤风针剂，以防破伤风。

（2）**皮下出现肿胀、青紫** 伤后24小时内冷敷，减少皮下出血，24小时后热敷，加快出血的吸收。

（3）**扭伤等软组织损伤** 停止一切运动和工作，取坐位或卧位，立即用冰袋或冷毛巾敷局部，使毛细血管收缩，以减少出血和渗出，减少肿胀和疼痛。冷敷后可用绷带、三角巾折叠成的条带等布料将受伤关节加压包扎，从而减轻或避免加重损伤。受伤后切忌推拿、按摩受伤部位，切忌立即热敷，一般热敷须在受伤24小时后开始，较重的48小时后再开始。

（4）**骨折** 通过X射线拍片诊断骨折的部位、程度。使用石膏绷带固定骨折部位，必须在骨折处进行超关节固定。3个月内不能活动伤部，以促使骨折早日愈合。

（5）**脱臼（肘关节、肩关节等关节脱位）** 如果施救者不是专业人员，不要轻易实施关节脱位手法复位，处理前尽量不要移动伤肢的关节部位，可用三角巾将伤肢呈半曲位悬吊固定在前胸部，及时送正规医院医治。

（6）**颅脑损伤** 摔伤后如果没有任何症状，也不要掉以轻心，要谨防颅脑损伤，毕竟有些病人在24小时以内，才会表现出恶心、呕吐、意识障碍等症状。因此，如果摔伤后出现以上症状，应及时到医院诊治。

077

崴脚了能不能揉？应该冷敷还是热敷？

小刘平时不怎么爱运动，这天来了兴致，和同事们一起踢球，结果就崴脚了，一瘸一拐回到家。想着快点好起来，别耽误明天的工作，晚上他就用热毛巾敷了一会儿，结果第二天早晨起来，发现脚脖子肿得更厉害了。

各关节扭伤中，踝关节扭伤最为常见，俗称"崴脚"。这是由于踝关节本身构造复杂、肌肉薄弱、负重大，再穿高跟鞋、厚底鞋，再加上奔跑、跳跃、上下坡、上下楼梯等，踝关节韧带很容易被过度牵拉，受伤部位会出现疼痛、压痛、青紫、肿胀、活动受限。

崴脚后，可能会造成局部的小血管破裂出血，与渗出的组织液混合形成血肿。如果受伤后立即使劲揉搓、热敷或强行活动，势必会使小血管更加扩张，甚至加重血管破裂，出血和渗出增多，以致形成更大的血肿，使受伤部位肿上加肿，痛上加痛。

崴脚这类关节扭伤的正确处理方法是：

（1）马上停止活动，尽量舒适地坐、卧，并把受伤部位抬高。

（2）尽快用浸过冷水的毛巾或用冰袋冷敷 20 分钟左右，每 2～3 小时一次，每次 15～20 分钟。冷敷可以使毛细血管收缩，减少出血或渗出，从而减轻肿胀和疼痛。

（3）用棉垫或厚布垫垫在伤处，用三角巾或绷带加压包扎，避免受伤的韧带受到牵拉。

（4）受伤24小时后可以开始进行热敷。热敷可以使毛细血管扩张，加速吸收已经渗出的组织液，从而进一步减轻肿胀。

一冷一热，截然相反，目的却是完全一致的，都是为了减轻肿胀、减轻疼痛。关键是要掌握好时机，否则会适得其反。

伤情好转后，要适当地、循序渐进地进行踝关节的功能练习，可以缓慢地做踝关节屈伸、内外环绕，一开始锻炼时，运动量要少，强度要小，最好用护踝或弹力绷带加以保护。

078

如何预防高原反应？吃馒头、喝稀饭也管用？

卢先生去高原地区旅游，一开始还担心自己会有高原反应，走了一天以后，并没有什么特别的感觉，就多走了不少路。哪知半夜，他突然头痛、头晕、心跳加速、呼吸困难，过了好一会儿，这些症状也不见减轻，只好挣扎着去了医院。

医生详细检查了他的身体，没发现心脏病等其他病症，就告诉卢先生，这就是高原反应，让他吸氧，过了一会儿，症状得到了缓解。

高原反应，是人从低海拔地区到达高海拔地区后，身体为适应因海拔高度造成的气压小、含氧量少、空气干燥等变化而产生的生理反应，以及由此引发的一系列高原不适应症。反应轻微的人可能只是头痛、头晕，反应严重的人甚至会呼吸困难、胸痛、腹痛。

对急性高原反应应以预防为主。需到高原地区工作的人员，应该通过仔细的体检，排除不适宜在高原地区工作的疾病。有条件的话去之前最好在低压舱内进行间断性低氧刺激，这样可以促使机体进行针对高原缺氧环境的生理调整。

初入高原的人应该多吃一些稀饭或馒头等碳水化合物，以及多种维生素和容易消化的食品。原因是高碳水化合物食品能够补充葡萄糖，并增强肺部的弥散能力。注意不要暴饮暴食，但要多喝水。

从低海拔到高海拔地区可实行阶梯上升，逐步适应。比如要去 4000 米以上的高原时，最好在 2500 ~ 3000 米的地方停留两到三天，之后每天上升的速度最好在 600 ~ 900 米。

当你必须快速到达海拔 3000 米以上地区时，应携带氧气及防治药物，如利尿剂、肾上腺皮质激素、维生素等必备药品，以备不虞。

到达高原地区后，体力活动要循序渐进，尽量减少寒冷刺激，避免上呼吸道感染。进入高原后两天内尽量不洗澡，以免着凉和消耗体力。

079

游泳时抽筋，为什么不能强行上岸？

　　某天，楚先生在海水浴场游泳，下水前没有做什么准备运动，加上游得畅快，时间长了一些，在海水中突然右小腿抽筋，剧痛难忍，无法做动作，看看身旁也没有其他人，一时慌乱，呛了好几口水。就在这危险时刻，远处的人看到楚先生的异常，游过来帮忙，给他带过来一个游泳圈，楚先生趴在泳圈上缓了一会儿，腿不那么疼了，这才缓缓游上岸来。

　　一般情况下抽筋不会有危险，等待症状慢慢缓解即可。但是在游泳时发生肌肉痉挛，如果处理不当，惊慌失措，再加上身边没有其他人，就有可能溺水。这可不是闹着玩的。

　　引起游泳抽筋的原因有很多，主要有：

　　（1）准备活动没有做好。如果没做热身活动的话，肌肉一下子没法适应水下活动状态，就容易抽筋。

　　（2）水温太低，下水后肌肉突然受到刺激，也容易发生抽筋现象，特别是身体比较弱的人。

　　（3）饥饿时、饱食后游泳。处在饥饿状态时下水游泳，容易出现低血糖现象，吃得饱饱的再游泳，容易出现胃痉挛，引发抽筋。

　　（4）游泳者过度劳累、长期睡眠不足，游泳时容易出现肌肉痉挛现象，特别是抵抗力低下的人。

游泳时抽筋如何自我解救？

（1）要镇定，不要慌，及时浮出水面呼救。在救援人员到来之后要配合救援。上岸后边按摩，边做伸直屈腿动作，一般做十几次就能缓解抽筋疼痛。

（2）如果周围没有人，发生抽筋时更不能慌张，不要强行上岸，否则会适得其反更加危险。

（3）小腿抽筋时，先深吸一口气，把头潜入水中，使背部浮出水面，两手抓住脚尖，用力向自身方向拉，同时双腿用力伸。一次不行，可以反复几次。

（4）大腿抽筋时，仰浮水面，使抽筋的腿屈曲，然后用双手抱住小腿用力，使其贴在大腿上。

（5）上臂抽筋时，握拳，并尽力屈肘关节，然后用力伸直，反复数次。

（6）手指抽筋时，可先用力握拳，再用力张开，迅速反复几次，直至恢复。

080

被海蜇蜇伤, 抹尿液有用吗?

佟先生是游泳爱好者, 前天游泳时被海蜇蜇伤手臂。起初只是火烧火燎地疼, 又有些刺痒, 蜇伤处出现好几条索状排列的红斑, 长约 10 厘米, 宽约 1 厘米, 又痛又痒。佟先生开始没有在意, 谁知半小时后就出现了胸闷、憋气的症状, 而且越来越严重, 他才赶紧到医院皮肤科就诊。接诊医生为他清洗了蜇伤部位的皮肤, 由于症状比较重, 出现了过敏反应, 又给予了抗过敏药物。

凡是被海蜇蜇过的人都知道, 那疼痛会让你龇牙咧嘴的。海蜇属于腔肠动物, 它们通过自身一种独特的构造将毒素传到我们身上, 这种构造叫刺丝囊。海蜇的触须上有几百万个刺丝囊, 一旦碰到人体, 刺丝囊中的管状刺丝就会刺破皮肤, 将毒素直接注入血管中。

人被海蜇蜇伤时马上就能感到有触电样刺痛感, 几个小时或 12 小时之后, 皮肤出现红斑、风团、水疱, 上面通常能看出海蜇触须留下的线条状纹路。可能还会出现恶心、呕吐、关节痛、气喘、呼吸困难和麻痹。一般蜇伤多出现在小腿上, 如果用手去扯开水母的触须, 双手和胳膊也会被蜇伤。

海蜇蜇伤不容小觑, 情况严重的, 若是抢救不及时, 会因肺水肿、过敏性休克而死亡。澳大利亚有一种"立方水母", 人被其蜇伤后会在 60 秒内因心脏停搏而死亡。

被海蜇蜇伤后该怎样处置？

（1）立刻将伤者从海里转移到陆地上，避免溺水。

（2）用海水冲洗掉任何残留的触须，因为海水能阻止刺丝囊刺细胞释放更多毒液。

（3）用镊子或电话卡之类的硬物拔掉或刮掉毒刺。

（4）口服氯苯那敏（扑尔敏）等抗过敏药。

（5）若发生呼吸困难及咳血性泡沫痰，立即让伤者取半坐位，清除口、鼻分泌物，保持呼吸道通畅，并即刻到医院就诊。

（6）现场处置过后如果伤处不见改善，并且受伤者出现发热，须送往医院。

还有几点需要注意：

（1）被海蜇蜇伤后不要用纯净水等淡水冲洗伤口，因为淡水会刺激触手继续发射刺丝。

（2）不要因疼痛而用毛巾或沙子揉搓伤处。

（3）在大量海蜇出没的海域就不要下海了，在海滩上发现死掉的海蜇，也尽量不要触摸，死海蜇仍然可能会造成蜇伤。

有一种搞笑的偏方是：在蜇伤处抹尿液。在我看来，这种做法除了缓和一下现场紧张的气氛，没有其他益处。不然的话，再去海蜇出没的海域游泳，把膀胱装满就足够啦。

为什么说没用呢？该偏方的支持者说尿液里面含氨，可以止痛。但是无论氨水还是尿液，都没有证据表明其有良好的止痛效果。

081

被毒蛇咬伤，能不能切
开伤口用嘴吸？

尚先生去山里砍毛竹，不慎被毒蛇咬伤手指，留下了深深的牙印。到了医院以后，他的手指、手掌及前臂已明显肿胀，并出现持续性胀痛，血化验显示凝血功能已出现轻度异常。

在询问蛇的花纹、颜色后，又结合局部伤口症状，急诊科医生断定尚先生是被五步蛇咬伤，立即为他注射血清解毒。因为抢救及时和治疗得当，尚先生的病情逐步好转。

人体被毒蛇咬伤后，毒素进入人体，引起全身中毒，甚至死亡。

不同种类的蛇带有不同的毒素。毒素不同，被咬伤后的表现也不同。

（1）**血液循环毒** 主要见于五步蛇、蝮蛇、烙铁头和竹叶青。被咬伤后，局部明显肿胀、剧痛，并迅速向近心端扩展。伤口出血不止，并可表现为全身出血，如皮下及黏膜出血、咯血、呕血、便血、血尿，甚至颅内出血等。还可发生溶血，并导致急性肾功能衰竭、休克，还可发生心肌损害等。

（2）**神经毒** 主要见于银环蛇、眼镜蛇。被咬伤后，局部症状较轻，可能仅有麻木感。全身症状表现为头晕、嗜睡、恶心、呕吐、吞咽困难、声音嘶哑、言语不清、瘫痪、呼吸困难、眼睑下垂、视力模糊、斜视、复视、瞳孔散大、对光反射消失、听力障碍、大小便失禁、寒战、发热、抽搐、昏迷、呼吸麻痹等。此类中毒，局部症状较轻，全身中毒反应出现较晚，咬伤后不易引起重视，但发病后病情进展迅速，危险性也大。

（3）**混合型毒** 主要见于眼镜王蛇，包括神经毒和血液毒，表现常以血液毒为主，也会有神经毒性反应，如睁眼乏力、四肢乏力。

被毒蛇咬伤后应该这样做：

（1）立即停止活动，不要惊慌失措，奔跑走动，以免加速血液循环而促进毒素的吸收、扩散。

（2）结扎伤肢，这是最简单、最重要的一步，而且可以立即完成。在靠近伤口近心端 5 ~ 10 厘米处用橡皮止血带或绞紧止血法结扎，上肢压力 40 ~ 70mmHg，下肢 55 ~ 70mmHg，即松紧度仅能插入一指。肢体采取临时制动措施后放于低位，从而减少毒物的吸收、扩散，每隔 30 分钟放松 1 ~ 2 分钟。

（3）不建议常规切开伤口，挤伤口手法不当会促进扩散，更不能用嘴吸。

（4）彻底冲洗伤口、降低局部温度。选用 5% 乙二胺四乙酸二钠钙溶液、1：5000 高锰酸钾溶液、生理盐水或冷食盐水、冷茶水、冷清水等彻底冲洗伤口，也可冰敷以降低局部温度，可以起到清除、稀释、中和的作用，从而减少伤口中毒素含量，减慢毒素吸收速度，降低毒素中酶的活性。

（5）尽快应用特效解毒剂，可选用南通季德胜蛇药片 20 片立即口服。以后每 6 小时服用 1 次，每次 10 片，连服 5 ~ 7 日至症状消失。此外，还可选用上海蛇药、蛇伤解毒片（广州或福建产）等；亦可就地取材，如七叶一枝花、半枝莲、鬼针草、一见喜、万年青等多种中草药。尽快到医院注射抗蛇毒血清。

082

夏天真能热死人？中暑应该怎么处理？

小田是名农民工，夏季的一天，他在烈日下捆钢筋捆了4小时。他干活的地方周围除了盖好的高层建筑，没有任何遮挡物。工作中不能光膀子，他热得实在受不了时，就喝一点水，但不能休息。中午吃饭时，平日能吃一大碗面的小田却没胃口吃不下。离开面馆之后，他在路上突然晕倒，被过路人发现时，他已经完全昏迷，口中不停往外吐东西，还有浑身抽搐的情况。小田立即被送到医院，抢救7小时后，还是不幸去世了。医生介绍，他的情况属于最严重的中暑，是长时间在高温、高湿条件下，大强度劳动造成的。

中暑是由于高温环境导致的体温调节中枢功能障碍。

多见于婴幼儿、老年人、孕产妇、心脏病人、糖尿病人、重度烧伤的病人、营养不良者等，也可见于在高温环境下长时间工作的青壮年。

是否中暑，首先要会判断。按中暑的程度，可分为三类：

（1）**先兆中暑** 指在高温环境中，出现头晕、眼花、耳鸣、恶心、胸闷、心悸、无力、口渴、大汗、注意力不集中、四肢麻木，体温正常或稍高，一般不超过37.5℃。

（2）**轻度中暑** 除上述表现外，出现面色潮红或苍白、恶心、呕吐、气短、大汗、皮肤灼热或湿冷、脉搏细弱、心率增快、血压下降等呼吸、循环衰竭的早期表现，体温超过 38℃。

（3）**重度中暑** 除上述表现外，可分以下 4 种类型：

中暑高热 体内大量热蓄积，出现嗜睡、昏迷、面色潮红、皮肤干热、无汗、呼吸急促、心率增快、血压下降、高热（体温可超过 40℃）。

热衰竭 体内没有大量积热，出现面色苍白、皮肤湿冷、脉搏细弱、呼吸浅快、晕厥、昏迷、血压下降等失水失钠引起的周围循环衰竭，肛温约 38.5℃，而腋温则较低。

热痉挛 与高温无直接关系，而发生在剧烈劳动或运动后，由于大量出汗而只饮水，未补充盐盐分，导致血液中钠、氯化物含量降低，血钾亦可能降低，引起阵发性疼痛性痉挛（俗称"抽筋"），口渴、尿少、体温正常。

热射病 强烈的阳光照射头部，造成颅内温度增高，导致出血、剧烈头痛、头晕、眼花、恶心、呕吐、耳鸣、烦躁不安、意识障碍，重者发生昏迷，体温可轻度增高。

一旦有人中暑，最重要的是尽快降温，具体的处理方法如下：

（1）迅速转移至通风凉爽处。

（2）用凉的湿毛巾或床单、冰袋、电风扇降低患者体温。可以把冰块、冰激凌等用塑料袋密封好，放置在高热者的头部、腋下、腹股沟等大血管处。

（3）脱掉多余衣服散热，用冷水浸泡、擦浴或淋浴。

（4）让患者喝水喝饮料，最好喝含盐、电解质的运动饮料或果汁。饮料的温度越低越好，注意多喝几次，一次不要喝太多，否则会加重呕吐。若已经失去意识则禁止喂水，以防窒息。

（5）注意排尿情况，以此来估计体液的平衡状况。

（6）轻度中暑、重度中暑，除进行上述处理外，都应该及时去医院就医，必要时拨打急救电话。

083

为什么擅长游泳的人也会溺水?

苏先生来到海滨城市旅游,下海戏水自然是不可缺少的一项活动。不太会水的苏先生遇到一个大浪,一下子沉入水中,再浮起来时已经没有了意识和呼吸。海滨救生员发现异常,忙把他救了上来。溺水导致苏先生心脏骤停,经及时的心肺复苏,苏先生恢复了知觉。

通常,人沉入水中后,因身体的自然浮力又会上升到水面。当呼救并挣扎时,气道可能会吸水发生呛咳,几经挣扎、沉浮,会吸入更多水,然后精疲力竭,溺水后由于气道、肺部进入水分,或声门闭锁而不能进行气体交换,2～3分钟后意识丧失,数分钟后心跳停止。如果没能进行及时、正确的现场急救,患者便会永远离开这个世界。

会水的人也可能出现溺水,原因是多方面的。

(1)**疲劳** 特别是孩子,玩高兴了往往什么都忘了,不知不觉游泳时间过长,由于过度换气,二氧化碳呼出过多,容易引起呼吸性碱中毒,这时候人就会头晕、抽搐,严重的甚至可能出现意识障碍,这种情况下很容易发生溺水。

(2)**抽筋** 由于冷水的刺激导致腿抽筋,无法做出正确的游泳动作,再加上着急、慌乱、恐惧,这种情况下极易溺水。

（3）**饥饿** 这个原因在孩子中也很常见，很多孩子都是没吃饭就去游泳了，一旦出现了低血糖、头晕，甚至意识障碍，也会导致发生溺水。

（4）**某些疾病发作** 此类情况比较常见的是中老年人，比如冠心病。有癫痫、哮喘的孩子如果要游泳，家长要特别注意看护，以防万一。

（5）**酒后游泳** 这在年轻人中经常出现。

溺水者被救上来之后，如果呼吸、心跳停止，要马上进行心肺复苏。溺水导致的心脏骤停为窒息性心脏骤停，是呼吸先停，然后心跳才停，心脏停搏不是心脏本身的问题，而是被呼吸停止连累的。所以，复苏的关键首先在于恢复呼吸。

溺水急救正确的 5 个步骤是：

（1）立即将溺水者救上岸后，不要控水（也称"倒水"），如果发现口腔、鼻腔有异物，应迅速清理出来。

（2）对于呼吸心跳已停止者，立即进行心肺复苏，仍应按 ABC（开放气道—吹气—按压）的复苏顺序操作。先连续做 5 次口对口吹气，再做 30 次胸外心脏按压，然后按照 2∶30 的比例继续进行心肺复苏，即每做 2 次口对口吹气，再做 30 次胸外心脏按压，一直坚持到救护车到达现场。

（3）如无呼吸、有心跳，则无须做胸外心脏按压，只吹气即可（每分钟 12 ～ 16 次）。

（4）同时拨打急救电话。

（5）如果同时有外伤，尤其是头、颈部损伤，也要进行相应处理。

084

冰河遇险，获救也有可能截肢？该如何避免？

年已花甲的白先生在冰面上行走，走到河中央的时候，脚下的冰面突然塌了，他直接掉进了冰窟窿里，整个人泡在了冰冷的河水中。白先生在冰窟窿里高举双手呼救。河边有不少群众，试图用长条树枝营救他，但他的身体已呈半僵硬状态，无法抓住树枝，眼看就要沉入水中。接到报警后，消防救援人员很快赶到了这里，使用绳索和梯子展开营救。救援人员通过梯子接近白先生，将绳子系在了白先生的腰上。就这样，快要冻僵的白先生终于被救上了岸，然后送往医院，因严重冻伤，白先生差点被截肢。

掉入冰窟窿中，首先千万不要慌乱，要保持镇定，大声呼救，争取他人相救。

尽量用脚踩水，使身体上浮，保持头部露出水面。

不要乱扑乱打，这样会使冰面破裂面积加大，要镇静观察，寻找冰面较厚、裂纹小的地点。

抓住冰面边缘，双脚踩水，使身体浮起，用双肘支撑身体，双脚踩水形成向上的力，上臂尽量前伸，增大与冰面的接触面积，慢慢爬上冰面。并用力打碎身前的薄冰，找到足以支撑体重的冰面。

有人搭救的时候，注意选择较为结实的冰面，抓住对方递过来的衣物或其他工具，逃脱险境。

爬到冰面上以后，千万不要立即站立移动，要卧在冰面上，增加身体与冰面的接触面积，分散体重，用滚动、爬行的方式移动到岸边再上岸，以防冰面再次破裂。

回家后，要喝一大碗热姜汤，洗个热水澡，驱走身体的寒意。

085

遭遇踩踏事件，在人群中如何保护自己？

一家超市搞促销活动，推出特价食用油。孙女士看到信息后也动了心，等她一大早赶到超市门口时，抢购者早已排起长长的队伍，将超市的东门挤得水泄不通。门一打开，排队等候多时的市民像潮水一样涌进大门，先是有人摔倒，继而造成了相互踩踏，好多人倒地受伤。孙女士也摔倒在地，试了几次站不起来，浑身疼得厉害。在她的请求下，超市保安把她扶到超市外，分别与她的家人和120联系。送到医院后，孙女士被诊断为胸骨和尾骨骨折。

在空间有限而又人员集中的场所，若有突发事件令人群失控，就可能会发生踩踏事件。对此应该如何预防并正确应对呢？

先说说预防。当身处人员密集场所时，脑子里一定要有安全防范意识。

（1）人多的时候不拥挤不起哄，不人为制造紧张或恐慌气氛。尽量避免到拥挤的人群中去，必须要去时，也尽量走在人流的边缘。

（2）第一次去到某个场所时，应先观察周围情况，记住安全出口的位置及相应的撤离路线。

（3）走台阶或楼梯的时候抓住扶手，防止摔倒。

（4）不要逆着人流行走，否则很容易被人群挤倒。有安全引导员时，要听从引导员的指挥。

（5）发现拥挤的人群朝自己过来时，避让到一边或墙角，防止被身不由己地卷进去。

（6）处于人群中时，注意带好自己的随身物品，尽量不要掉落，也不要被绊倒。行走或站立时，身体不要倾斜以致失去重心。即使鞋被踩掉也不要贸然停下来提鞋或捡鞋，可慢慢往人群外侧移动，待人群离去再处理鞋子问题。

（7）发现前边有人摔倒时，马上停步，大声呼喊示警，告知后面的人不要继续前行。

（8）带着孩子的时候，一定要把孩子抱起来，避免孩子在混乱中被人挤倒、踩伤。

如果不幸被卷入人群、发生踩踏，又该如何逃生呢？

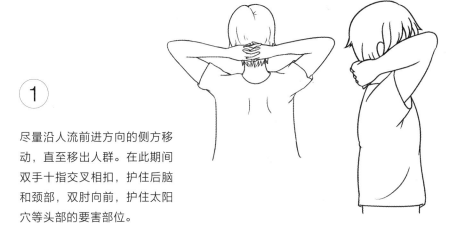

①

尽量沿人流前进方向的侧方移动，直至移出人群。在此期间双手十指交叉相扣，护住后脑和颈部，双肘向前，护住太阳穴等头部的要害部位。

②

如果被困在拥挤的人群里，左手握拳，右手握住左手手腕，双肘撑开平放在胸前，背向前弯，这么做是为了形成一定空间保证呼吸。

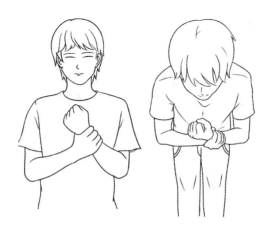

③

万一在人群中倒地，也不要慌张，将身体蜷缩成球状，双手紧扣置于颈后，保护头、颈、胸腔和腹腔等重要部位。

7

儿童急救：
父母最应该掌握的急救方法

086

儿童和成人气道异物的
处理方法有什么不同？

6岁的男童在家吃花生时不慎噎住，小区监控录像拍下了母亲紧急带孩子送医的过程：她倒背着已经昏迷的孩子跑进电梯，在电梯下降的过程中，她双手牢牢抓住孩子的双脚，不停抖动，甚至将孩子倒扛在肩膀上，不断用手拍打孩子背部，但孩子始终没有反应。孩子10分钟之后便送到医院，然而送到医院时已经没有了心跳呼吸，口唇发紫，瞳孔散大，经抢救无效死亡。

抽样调查显示，意外伤害已占0～14岁儿童死亡原因的第一位，而气道异物梗阻又是造成儿童窒息死亡的主要原因，在0～4岁的孩子中发生率最高。

有人好奇，小孩子为什么总爱把东西都往嘴里送呢？实际上这是他成长的必经阶段。宝宝刚出生的时候，视觉发育并不完善，他最熟练使用的就是嘴巴了。通过自己的嘴巴，他可以品尝这件东西的味道，感觉这件东西的软硬，通过小手、眼睛和嘴巴的配合，感知这个物体，同时也了解了自己嘴巴的功能。等他完全发展和健全了对口腔认知后，兴趣会转移到小手，就不再什么都往嘴里放了。

为什么孩子的气道容易进入异物？一旦吸入异物，情况又如此凶险？原因在于喉咙的"地理位置"比较特殊。

人体气道和食道一前一后，相伴而行，将气体和食物分流的装置叫"会厌"——喉腔开口处的一个舌形活盖。会厌向上开放，人就能进行呼吸，会厌向下盖住喉腔，水和食物就不能进入气道。一般来说，会厌的开放与关闭、分流功能受神经系统自动控制，但是孩子的神经系统发育还不完善，吞咽反射功能尚未发育健全，所以最容易发生液体、固体物质进入气道，出现"窜道行驶"。

异物进入气道后，孩子会出现一些特征性症状，家长要能马上识别出来，以便迅速进行急救。如果进入气道的异物较大，把气道完全堵塞，机体不能与外界进行气体交换，孩子马上会出现"三不症状"：不能咳嗽、不能呼吸、不能发声。接着会出现面部青紫、烦躁不安，大脑会严重缺氧，意识丧失，心跳很快随之停止，情况非常危急。

如果异物较小，进入气道以后，孩子会马上出现剧烈呛咳、面色潮红，吸入性呼吸困难等，异物可能会因为剧烈咳嗽而被肺部气体从气道冲击出来，也可能冲击不出来，甚至越堵越厉害，导致孩子呼吸停止，继而心跳停止。

如果误入气道的食物含有脂肪酸，如花生米、杏仁等，则气道炎症会较明显，孩子会咳嗽、咳痰；如果误入气道的是小纽扣、苹果核等较小异物，刚开始可能没有明显症状，但数周或数月后，孩子会反复发热、咳嗽、咳痰，出现慢性支气管炎、慢性肺炎、支气管扩张等病症。对于反复不愈的支气管炎、肺炎，父母要特别注意，尽快带孩子去医院就诊。

出现气道完全梗阻这样的紧急状况，无论是送往医院还是等候急救医生的到来，一般都来不及，这时候家长掌握婴幼儿气道异物梗阻的急救方法就尤为必要了。

对于一岁以下的婴儿，高声呼救的同时，一手固定婴儿下颌部，使面部朝下、头低臀高；另一手掌根部连续叩击肩胛间区 5 次。

　　再将婴儿翻转成面部朝上、头低臀高位，检查口腔内有无异物，如无异物，立即把婴儿身体翻转为仰卧位，头低臀高，用食、中指连续冲击两乳头连线正下方 5 次。两种方法如此反复交替进行，直至异物排出。

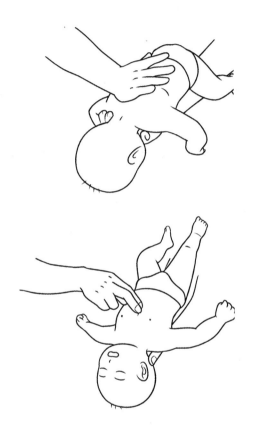

　　对于 1 ~ 8 岁的患儿，无论意识是否清楚，抢救者坐在椅子上或单腿跪在地上，把患儿腹部放在自己的大腿上，头部放低，臀部抬高，连续用手掌根部拍打患儿的两肩胛骨之间。每拍背 5 次，就检查一次异物是否排出。

087

果冻进入孩子气道，用嘴吸就能吸出来？

家长临时有事出门，留下两个孩子在家自己玩耍。1岁多的弟弟小豆肚子饿了，7岁的哥哥不会做饭，刚好看到家中有果冻，就打开喂给弟弟吃。弟弟吃了几口就噎住了，慌乱地挥动两只小手，喊了一声，想喊第二声，却喊不出来。哥哥急忙向邻居求助，并给爸爸妈妈打电话。邻居立即把小豆送到附近医院救治，由于情况凶险，这家医院没有能力抢救，将孩子转至条件更好的医院。遗憾的是，由于耽搁时间太久，虽然经过抢救，孩子还是没能救过来。

果冻这种东西没什么营养，但是小孩子们还就喜欢吃，由于年幼，食用不当，容易造成果冻进入气道，导致窒息而死，这样的悲剧每年都在发生。

果冻进入气道很难排除，即使送到医院也很难弄。大家想想，果冻是软的，就算用喉镜、气管镜或支气管镜去取也很难取出来：钩，钩不得，夹，夹不得。果冻还有一个特点：容易变形。如果气管里进的是个纽扣，不会变形，一般不会将气道完全堵死，孩子不会很快窒息身亡，但是果冻形状会变化，会把气道完全堵死。

在这里我教大家一个独门秘籍：口腔负压吸引法。父母学会这种方法真的是太重要了！

（1）让孩子的头后仰，拉直气道，否则果冻不易吸出来。

（2）用嘴包住孩子的嘴，捏住孩子的鼻子，用力吸，让孩子的口腔内形成负压，通过负压吸引把果冻吸出来。

（3）当果冻被吸到口腔里面，把孩子的头偏向一侧，再用手指把果冻抠出来，可千万别越捅越深。

（4）果冻取出来以后，如果发现孩子没有呼吸，马上做口对口人工呼吸。

我曾在新浪微博中介绍这种方法，后来分别有两位家长留言说："我就是用您这个方法救了孩子的！"

如果其他方法无效，不妨试一试口腔负压吸引法。

088

烧伤和烫伤应不应该包扎？

一岁女孩媛媛在家玩耍，奶奶去厨房做午饭的时候，意外发生了。滚烫的开水从媛媛的全身浇下来，造成脖子、手等部位烫伤，身上有衣服遮挡的地方也被开水烫到了。

媛媛奶奶听到哭闹声跑出来，她想解开孩子衣服看一看身上的伤势如何，孩子爷爷看到连忙制止，告诉奶奶马上脱衣服的做法可能会加重烫伤。他立即将孩子抱到浴室，用凉水不断冲洗烫伤处。紧急处理后，又把孩子送到医院，经过医生救治，孩子才脱离危险。

孩子烫伤，孩子肉痛，大人心痛。被热水烫伤也属于烧伤的一种。烧伤是一种常见的意外伤害，尤其是每年的七八月份，天气炎热，大家衣着轻薄，稍微一不注意，很容易发生烫伤，比如被开水、热油、热粥等烫伤，所以一到夏天，医院的烧伤科就特别忙碌。遇到烧伤，很多人容易惊慌失措，不知如何处理，如果处理不当，很容易造成不良后果。

我经常见到这样的情况：家长发现孩子被开水烫伤了，孩子哭闹不止，家长没做任何处理就抱着孩子赶往医院，路上至少得耽误十几分钟，多则几个小时。事实上，在发生烫伤后，第一时间应该尽快脱离险境并紧急处理，尽量消除致伤因素，在家自救，这往往有助于减轻损伤程度，有利于伤情恢复。

烧伤造成的伤害 80% 以上都是余热导致的，所以急救的关键就是减少余热的损害。用凉水冲是最有效的减少余热危害的办法。尽快用 15 ～ 25℃ 的凉水（比如自来水）冲洗、浸泡伤口 20 分钟左右，这样能中和余热，降低温度，最大限度地缓解疼痛，减轻损伤，避免瘢痕的形成或减轻瘢痕。千万别用冰块敷，这是很多人的一个处理误区。因为冰块敷在刚烧过的皮肤表面，会导致创面下的血管过度收缩，不利于恢复。

湿热的衣物应在凉水中解脱下来，如果和皮肤粘连，千万不要生拉硬扯，可用剪刀沿伤口周围剪开，并将手表、手镯、戒指等摘掉，以免肢体发生肿胀后，难以摘掉，造成血液循环障碍。如有水疱，别把水疱挑破，以免发生感染。烧伤局部处理后，用无菌或洁净的布覆盖创面，然后尽快去医院。

此外，严重烧伤病人容易口渴，注意不要给病人喝白开水、矿泉水，以免引发脑水肿或肺水肿等并发症。可让病人少量多次喝些淡盐水，补充血容量，防止休克。

经常有人问我，烧伤后要不要包扎啊？用无菌纱布包扎行不行？我的建议是：既包又不包。什么意思？如果包扎完了上医院，包扎材料很容易和创面粘在一起，一揭，一层皮没了；如果不包，外边空气特别脏，又容易引起感染。烧伤严重的患者，晚期死亡的主要原因就是感染。

既然包也不成，不包也不成，那怎么办？拿一块干净的布覆盖烫伤部位，赶快走！到医院一揭，问题就不会太大。

很多人在入院治疗前，会采用各种土办法缓解烧伤疼痛，在伤口处涂抹牙膏这个办法最为大众所信赖。除了涂抹牙膏，还有涂抹酱油、芦荟、生蛋清、红药水、黄酒的，千奇百怪，让医生哭笑不得。其实这些办法都是错误的。这些东西对烧伤根本没有治疗作用，用它们会增加清创难度，影响医生对伤情的判断，并可能造成感染。

牙膏含有薄荷类的成分，让人感觉清凉，至于治烫伤一说，纯属无稽之谈；酱油并没有治疗效果，涂在皮肤上还会使皮肤颜色变深，导致医生难以正确判断伤情；芦荟、生蛋清对皮肤有一定好处，但没有证据表明对治疗烧伤有作用，而且，生蛋清还可能引起感染，医生得将蛋清冲洗后再治疗，伤者反而会因此多受痛苦；红药水对烧伤无效，还会使皮肤颜色改变，影响医生判断伤情，而且大面积涂抹可能会造成汞中毒；黄酒含有酒精，会损伤皮肤，加重疼痛感。

089

眼睛里进了生石灰，能不能用水冲？

天天和小朋友打闹，对方将生石灰扬起来，石灰飞进了天天眼睛里，天天顿时觉得辣痛难忍，哇哇大哭。妈妈听到声音立刻过去，只见天天浑身上下都是白色粉末，正在揉眼睛，另一个小朋友站在那里，不知所措。见石灰进入眼睛里，天天妈赶忙带儿子去公厕的水龙头底下冲洗。10分钟后，孩子眼睛的症状得到了缓解。做这些事情的时候，旁观的老人说："石灰遇水会发热的，眼睛不要了吗？"天天妈顾不得了，将天天眼睛里的石灰冲洗干净以后，就带天天去了医院。

医生经过检查和处理后，对天天妈说："还好你事先把孩子眼睛里的石灰冲洗掉了，要是一直留在眼睛里面，很可能会造成孩子失明。"

如果眼睛被生石灰烧伤，可立即先用棉签等清除眼内生石灰，然后使受伤眼睛置于自来水龙头下面，让孩子睁开眼睛，打开自来水龙头，让流动的水不断冲洗20分钟以上，并让孩子不断转动眼珠，把积存在结膜囊内的石灰也冲掉；也可以用水壶盛水，让孩子取仰卧位，睁开眼睛，使水壶嘴对准眼睛冲洗。然后可涂抹氯霉素等抗生素眼膏，再包扎双眼。切忌不先冲洗就带着孩子直接去医院，使化学物质停留在眼睛里，造成眼内组织损伤。也不宜将烧伤部位用水浸泡，以免生石灰遇水产生大量热量而加重灼伤。

事实上，一旦有化学物质进入眼睛，都要以最快的速度用清水冲洗。下面是眼睛被其他几种化学物质烧伤的急救办法。

被强酸（包括盐酸、硫酸、硝酸等）烧伤　一般也会牵连面部。首先用布将面部的酸液搵干，以免用水冲洗时扩大烧伤面积；随后用流动的清水彻底冲洗眼睛 20 分钟以上；最后涂上氢化可的松或氯霉素眼膏，并包扎双眼，速去医院。

被强碱（包括氢氧化钠、氧化钾、碳酸钾等）烧伤　立即用流动的清水彻底冲洗眼睛 20 分钟以上，禁用酸性液体冲洗；涂上氯霉素等抗生素眼膏，并包扎双眼，速去医院。

被磷烧伤　立即用棉签清除磷颗粒，尽快用流动的清水彻底冲洗 20 分钟以上；再用 5% 碳酸氢钠溶液或食用苏打水湿敷烧伤创面，使创面与空气隔绝，以免磷在空气中氧化燃烧而加重烧伤。

090

异物进入鼻子, 有几种去向? 分别应该如何处理?

家庭聚会, 午餐后千千和小朋友游戏, 把自己那一堆心爱的玩具都搬了出来, 其中有黄色的塑料珠。他玩着玩着就随手把珠子塞入鼻孔, 结果取不出来了。爸爸发现后急得不行, 担心影响呼吸, 更害怕珠子掉入气管中, 赶忙把另一个鼻孔堵住, 让千千用力擤, 可是这个办法不灵, 爸爸吓得急忙带孩子去了医院。耳鼻喉科医生检查后, 没几下就把塑料珠弄出来了。

尽管是虚惊一场, 但是这件事也给爸爸提了个醒, 一路上他一直告诫千千, 下回可千万不能再做这样的傻事了。回去以后爸爸立刻把小珠子这类的玩具零件收了起来。

异物入鼻这事大多发生在儿童身上, 孩子不懂事、贪玩、好奇心重, 常将豆类、果核、纽扣、小玻璃球塞入鼻腔。如果是较大的植物性异物, 时间一久, 膨胀后可将鼻腔完全堵塞, 影响鼻窦引流, 并发鼻窦炎, 导致流脓涕、头昏、头痛等。如果孩子太小不会说话, 不能描述自己的症状感受, 鼻腔异物长期存在, 就会导致孩子消瘦、发育不良。

把塑料珠塞入鼻孔, 塑料珠可能有以下几个去向:

(1) 通过鼻孔排出, 这是最好的结局。

(2) 通过后鼻孔排出, 这个结局也不错, 但有一定风险。

（3）通过后鼻孔落入食道，这也还好，但也有一定风险。

（4）通过后鼻孔落入气道，甚至导致窒息，这是最危险的！

孩子把塑料珠塞入鼻孔后，家长首先应安慰孩子不要惊慌、哭闹，可以告诉孩子低头，不要用鼻子呼吸，要以正常的频率用嘴呼吸，以免将异物吸入气道。告诉孩子不要捅鼻腔里的珠子，以免进得更深。

如果珠子不大，位置也不深，可以尝试一下自己取出。不要用器物去挖，可用手指将无异物的一侧鼻孔堵住，使其不漏气，有异物的鼻孔不堵；然后让孩子用嘴深吸一口气，使劲擤一下鼻子，看看能不能让气流将异物冲出来。也可以用棉花或羽毛刺激鼻孔，用打喷嚏的方法将珠子喷出来。试一两次不成功，那就尽快去医院。

塑料珠之类的异物，因为呈球形，表面光滑，处理不当极有可能将之推向深处，造成落入气道这样的严重后果。另外，自行取异物，常因方法不对、器械不当，引发鼻黏膜损伤，或者导致其他意外。

还要提醒一下，孩子太小的话，鼻腔有异物也不一定会告诉家长，当家长的要注意观察，如果孩子表现异样，发生不明原因的鼻塞、流浓鼻涕，就要查看一下是否存在鼻腔异物；鼻肿胀、有异味或有带血的分泌物从鼻内流出，说明异物已经在鼻子里塞了一段时间。此外平日还要教育孩子不要将东西往鼻孔里塞。

相比其他异物如玻璃球、矿物质异物等比较麻烦、容易进入气道造成窒息的危险品，饭粒进入鼻腔不算大事。如果不是故意捅进去的，而是由于吃饭不小心，饭粒进入鼻腔，那它也不会进得太深。这种情况下，可以用手堵住没有异物的那一侧鼻孔，用力擤鼻涕，利用冲力将饭粒擤出来。如果没有效果，找一根橡皮管，管内吸满温开水喷鼻孔，水可以将饭粒带出来。如果这两种方法都不奏效，或者饭粒在鼻腔停留时间太长，造成鼻腔内黏膜肿胀和溃疡，须立即去医院让医生处理。如果孩子年龄太小，不知道如何配合家长，那就别嫌麻烦，去医院一趟，医生处理起来很快很简单。

091

孩子耳朵进了液体，能不能用棉签擦拭？

元元洗澡时，头部乱动，耳朵进水了。虽说不是多大的问题，但孩子一个劲地哭闹，妈妈既心疼又心烦，就找来棉签，轻轻地在耳道中蘸。因为孩子太小，器官娇嫩，妈妈不敢用力，也不敢伸入耳道太深的地方，折腾了好一会儿，效果却不好。元元妈很想知道，有没有什么好办法可以解决这个问题。

夏季游泳、洗澡、洗头时，孩子的耳朵很容易进水。给婴儿喂奶，婴儿漾奶时，也会有奶水灌入婴儿耳道，这都是正常现象。孩子的耳内进水或奶之后，千万不要用手去挖耳朵，以免引起感染。由于外耳道和中耳之间有鼓膜隔开，水或奶不会进入中耳。有时外耳道内有较大的耵聍（俗称耳屎），耵聍遇水，变得膨胀，而外耳道深部无扩大的余地，膨胀的耵聍就会挤压外耳道，此时就会让人感觉不适。耳朵进水或奶，如果孩子太小，还不会单腿跳这类的办法，也可以这么做：

用棉签擦干外耳道内的水或奶后，再向耳内滴入消炎药水如酒精或氯霉素，以预防感染。

原有中耳炎和鼓膜穿孔的人，流入耳内的水会直接灌进中耳，如不及时正确处理，就可能引起中耳炎急性发作，故这类病人发生水流入耳时，如出现耳痛、流脓，应及时到医院就诊。

怎样防范水或奶流进婴幼儿耳道？有以下两个注意事项：

不容易拍出奶嗝的孩子，可以将孩子睡觉的小床铺出坡度，让孩子的上半身躺在稍高的这一头；也可以让吃饱的孩子侧躺，用小毛巾卷成卷顶在孩子后背，防止因为看管不善，孩子嗝出的奶流进耳内，造成危险。

给孩子洗头时，让孩子面朝上，用一只手托住孩子的头、颈部，拇指和中指压住耳郭，以防水流进耳朵。

092

骨裂也可能造成永久损害？如何判断孩子是否骨裂？

5岁小女孩媛媛在幼儿园进行室外活动时，从攀爬架上摔下受伤，园方随即通知家长并与家长一起将媛媛送至医院就诊。医生诊断，媛媛的伤情为"左胫骨下端粉碎性骨折，累及骺板，骺板线性骨折，左腓骨下端骨折"。经司法鉴定机构鉴定，该伤情构成十级伤残。事后媛媛家长向当地法院起诉，认为媛媛受伤是幼儿园没有尽到保护责任造成的，要求幼儿园承担全部责任。

线性骨折或裂纹骨折就是我们通常说的"骨裂"。裂纹骨折虽然是一种不完全性骨折，但是骨骼的连续性和完整性也遭到了破坏，所以"骨裂"也是骨折的一种类型。骨折当然有很多类型，其中包括开放性骨折，通俗点说就是骨头发生断裂而且穿破皮肤，从外边就能看到骨头，骨折伤员常伴有肿胀、充血、出血、肌肉组织损伤等情况；还有闭合性骨折，就是骨头断了，但是从外边看，皮肤并没有创口。显然，骨裂属于闭合性骨折。

很多人都以为"骨裂"比起骨折来轻得多，肿痛症状也不是很明显，所以完全不遵从医生的叮嘱，不用石膏或支具固定患处。这样会导致裂纹骨折发生移位，严重的甚至还需要手术干预。所以就算是骨裂也不容小觑，还是要及时固定制动患处，以免后患。不少人理所当然地认为，骨裂只需要一两周就可以长好了。其实骨裂的临床愈合时间和骨折一样，完全长好一般需要3个月左右。

骨折属于比较常见也比较严重的外伤。造成骨折的原因可以是创伤，也可以是骨骼疾病。骨骼疾病造成的骨折一般称为病理性骨折；创伤造成的骨折称为创伤性骨折，是由直接暴力和间接暴力所致。直接暴力导致的骨折指受暴力直接打击而发生的骨折，如车辆撞击、重物砸压造成的肢体骨折；间接暴力导致的骨折如高空坠落，足部先着地造成的脊椎骨折；还有肌肉拉力，如骤然跪倒或投掷物体用力不当造成的髌骨骨折或肱骨骨折。

是否骨折可以通过以下症状来判断：

（1）**疼痛**　局部剧痛、压痛明显，四肢骨折可有纵向叩痛。

（2）**肿胀**　骨折断端刺破周围血管、软组织及骨髓腔出血，是骨折后局部早期肿胀的原因。不同的骨折部位，出血量也不相同。

（3）**畸形**　骨折部位形态改变，如成角畸形、旋转畸形、肢体缩短等。

（4）**骨摩擦音及骨摩擦感**　指骨折断端相互摩擦时所产生的声音及感觉。但应特别注意：禁止故意做此项检查。

（5）**外出血（开放性骨折）**　肌肉、皮肤、黏膜破损，甚至可见骨的断端，可发生外出血，甚至休克。

（6）**功能障碍**　骨的运动、保护功能受到影响或完全丧失。

093

被宠物咬伤，一定要打狂犬病疫苗吗？

糖糖非常喜欢小动物，这天和妈妈去串门，看到阿姨家有一只小猫非常可爱，忍不住抱了抱。猫还小，认生，把糖糖抓伤了，留下两道血印子。糖糖妈立即进行了处理，先用酒精消毒，又在伤口上涂上碘附。处理完以后糖糖妈还是有些担心，猫狗可都是会传播狂犬病毒的，这种情况下还需不需要去打狂犬病疫苗呢？不去打会不会有危险？

狂犬病乃狂犬病毒所致的急性传染病，人兽共患，多见于犬、狼、猫等动物，人多因被携带狂犬病毒的动物咬伤而感染。临床表现为特有的恐水、怕风、咽肌痉挛、进行性瘫痪等。因恐水症状比较突出，故本病又名恐水症。

现代很多人家里都喜欢养宠物，狗啊猫啊什么的，还养仓鼠、乌龟，对空巢老人、没孩子的年轻夫妇或单身人士来说，养点宠物挺好的，是个精神寄托。但是如果家里有孩子，尤其是孩子比较小，家长可要注意了，一个不小心，孩子就有可能被宠物抓伤、咬伤。猫狗这类宠物的唾液中可能有狂犬病毒，且由于它们都有舔舐爪子的习惯，爪子上也可能沾染狂犬病毒，这个时候怎么办？

家长应该马上用流动的凉水给孩子彻底冲洗伤口，至少要持续冲洗20分钟，用肥皂水彻底清洗最好。如果伤口较深，要想办法深入内部进行灌洗，尽量减少病毒的侵入。

伤口冲洗后，不用包扎，也不用上药，赶紧带孩子去医院。狂犬病毒属于厌氧病毒，包扎后减少了对氧气的接触，有利于病毒的生存和繁殖。

另外，无论宠物是否注射过狂犬病疫苗，被抓伤或者咬伤以后，最好都要去医院打狂犬病疫苗，因为虽然宠物可能没有狂犬病，但不代表它们没有携带狂犬病毒，尤其是孩子被抓破了、咬破了皮肤，更要尽快打疫苗，否则很危险。

094

为什么被虫子咬伤后，
不能立刻将虫子打死？

5岁的甜甜，前些天跟父母到野外去野炊，玩得很开心。没想到回来之后，孩子感觉后脑勺有点痛，不过父母并没当回事。第二天晚上，甜甜的头依旧疼痛，甜甜爸爸把她的头发拨开一看，发现有一只小虫趴在她的头皮上。情急之下，他赶紧用小镊子将虫子夹出来，但是只有半截被夹了出来，这下孩子的父母可吓坏了。

第二天上午，甜甜随父母到长沙市中心医院，医护人员用专用夹子、无菌针将虫子残留的头部慢慢挑取出来，并告诉甜甜爸妈，这种虫子是蜱虫。

蜱，各地叫法不一，有的地方叫"草爬子"，北京人称之为"狗豆子"，属于蛛形纲蜱螨亚纲的昆虫，其实是蜘蛛的亲戚。大部分情况下被蜱叮咬并不会产生什么严重的后果，但是一旦不幸中招，你可能遭遇：斑疹伤寒、Q热、森林脑炎、出血热等81种病毒性、31种细菌性和32种原虫性疾病。

被蜱叮咬后最常见的健康问题是皮肤感染，因为蜱的口器很复杂，上面长着倒刺。蜱虫在叮咬人时，会散发一种麻醉物质，然后将头、螯肢埋在人的皮肤内吸血，可造成局部充血、水肿、急性炎症反应，还可引起继发性感染。蜱虫一般选皮肤较薄、不易被搔挠的部位，如人的颈部、耳后、腋窝、大腿内侧等叮咬。有些蜱虫在叮刺吸血过程中，其唾液还会分泌神经毒素，导致人出现运动性纤维传导障碍，引发呼吸衰竭甚至死亡。

那么如何防范蜱虫叮咬呢？

进入蜱虫出没的地方，应该做好个人防护，尽量"不露肉"，如戴帽子、穿长裤长衣、把裤腿扎进袜子或者靴筒里。

当从可能有蜱虫出没的地方回家后，先检查一下身上是否有蜱虫，特别注意自己的头皮、耳后、颈部、腋窝、腘部、手腕、腹股沟这些皮肤较薄或是有皮肤褶皱的地方。

一旦被叮咬，蜱虫钻入皮肤，需要用镊子取出。应尽可能靠近皮肤，然后将它拔出来，不要左右摇动，以免口器断裂。拔出蜱后，用酒精或肥皂水清洗伤口和手。

如出现发热、叮咬部位发炎破溃及有红斑等症状，要及时就诊，避免错过最佳治疗时机。

一般来说，被虫子咬不能立刻打死虫子，不然中毒更严重。

除了蜱虫，其他蚊虫该如何防范？

蜜蜂或黄蜂

被蜜蜂或黄蜂蜇伤后，局部立刻出现烧灼感、短暂疼痛和瘙痒，伴有几厘米大小的红斑、水肿和硬结，还可能出现过敏性反应，表现为荨麻疹、血管性水肿、气管痉挛、顽固性低血压，或合并出现。

被蜇伤后，应立即用消过毒的镊子或针拔出蜇入皮肤的尾刺，还可以用信用卡、小刀钝边轻轻刮掉尾刺，再仔细检查伤处。如果尾刺残留在皮肤内，可用胶布紧贴在被蜇到的那块皮肤上，再撕下胶布，这样就可以把皮肤中的蜂刺带出来。

蜜蜂毒液多为酸性，伤口处可用肥皂水、碱水或3%氨水洗净。若被黄蜂蜇伤，其毒液为碱性，伤口处可涂些食醋。

有明显痛痒和烧灼感的人，应尽早冰敷被蜇伤部位，缓解痛痒。

过敏反应者须去医院静脉注射抗组胺药，严重过敏反应者需要用到肾上腺素、静脉补液。

如果被蜂群蜇伤并引发全身症状，应速去医院或拨打急救电话。

蝎子

蝎子的毒液呈酸性，可用碱性肥皂水（别用香皂）、苏打水、3% 氨水清洗，也可用拔火罐、吸奶器吸出毒液。如果有蛇药的话，用温开水化开抹在伤口上，没有的话可用泡开的冷茶叶（碱性）敷上。

蜈蚣、大蚂蚁

蜈蚣和大蚂蚁的毒也是酸性毒，救治方法大致与蝎子毒相同。立即用拔火罐拔出毒液，并用 3% 的氨水或 5% 的碳酸溶液涂抹，然后进行冷敷。将雄黄、细辛等碾成粉末，加水调和，敷在患处，也可将鱼腥草、蒲公英捣烂外敷。

蜘蛛

蜘蛛有很多种，毒性也不一样，有神经毒、细胞毒、溶血毒等。被有毒的蜘蛛咬后可能会出现头晕、眼花等症状，严重者甚至会神志不清。蜘蛛毒也是酸性毒，处理办法与蝎子毒一样，越早越好。

蚊子

伤口保持清洁，可涂抹风油精、花露水等来消肿止痛。蚊子毒属酸性毒，故可采用酸碱中和的方法，用少许肥皂水冲洗伤口，起到止痛的作用。将少许芦荟叶捣碎，涂抹至伤口处，也能达到消肿止痛的效果。

"洋辣子"

"洋辣子"是褐边绿刺蛾的幼虫，身体表面长有毒毛。如果被"洋辣子"叮咬，处理方式是：立刻抖落虫体，千万不要用手直接碰触。可借助放大镜，看清什么部位有毒毛，然后用透明胶带或医用胶带反复粘贴被蜇部位，将刺入皮肤的毛虫刺彻底粘出。把毒毛粘出后，再用浓肥皂水涂抹患处，以减轻疼痛。

伤口溃烂时，可使用抗生素软膏涂抹伤口。如果被蜇以后，皮肤出现大面积红肿或过敏，或者经过处置，症状不但得不到缓解，反而加重，要尽快到医院医治。

蚂蟥

叮咬过程中，绝大多数人没有感觉，少数有痛痒感。蚂蟥无毒，头部有一吸盘，其唾液腺能分泌一种水蛭素，有抗凝作用，能阻碍血液凝固，故被叮咬伤口会长时间出血不止，多数人无红、肿、热、痛及中毒症状。

蚂蟥一般不会钻到人的身体内部，它只是吸附在人体皮肤表面，吸食大量血液，暂存于嗉囊中，供胃和肠不断地消化和吸收。

如果蚂蟥进入阴道，可以涂蜂蜜、香油等让蚂蟥爬出来，还可以用质量分数为2%的普鲁卡因加1%的肾上腺素浸湿棉球塞入阴道，使蚂蟥失去吸附能力，然后取出。蚂蟥钻入鼻孔，也可以按照这种方法取出。

如果发现蚂蟥在皮肤上吸血，切忌用力强拉其身体，以免拉断，使吸盘断入伤口内，引起不易愈合的溃疡。最简单的办法是用手掌连续拍击皮肤和虫体，蚂蟥即可自行脱落，也可以将浓盐水、浓醋、酒精、麻醉剂、唾液等涂在虫体上，蚂蟥也会自行脱落，然后在伤口处涂上碘酒，加压包扎。

如果伤口流血不止，可以在局部用止血剂。

进入食道或呼吸道的蚂蟥，可以到医院用浓盐水含漱或灌洗的方法取出，必要时借助气管镜或食管镜，将蚂蟥麻醉后取出。

095

小朋友也会中风吗?

一说起彤彤的病,彤彤妈就后悔不迭,直说着要是一开始引起重视就好了。彤彤前期出现流鼻涕、打喷嚏等感冒症状,妈妈没当回事,以为是普通感冒,哪知过了两天,彤彤突然嘴眼歪斜,右侧肢体瘫痪。送到医院,医生检查后诊断彤彤为缺血性脑卒中(俗称中风),为进一步治疗,彤彤被转到了儿童医院。由于梗死的血管完全堵死,并且错过了发病后 6 小时之内溶栓的黄金时间,医生对其采取脱水降颅压等处理,以减轻脑水肿、脑疝。因缺氧缺血导致坏死的脑细胞以后会自行萎缩,慢慢被吸收,变成软化灶。后期,彤彤还需康复治疗,以恢复肢体运动协调能力。

大多数人认为,中风是老年人的专利,年轻人中都很少见,更别提儿童了。但这个例子给家长们提了个醒:儿童中风虽不常见,但并非没有,仅儿童医院每年接诊的脑梗患儿就不下 30 例,最小的仅 1 个月大。

儿童中风的原因与成年人不同,成年人中风多有动脉硬化、高血压等病史,但儿童动脉通常柔韧有弹性,不存在硬化。儿童中风最常见的原因是感染、外伤、先天性脑血管畸形、潜在性的卵圆孔未闭、遗传性代谢异常。

在这起病例中,家人经提示,想起这次"感冒"前,彤彤玩耍时曾不小心摔过一次,刚好磕碰了头部,当时孩子没有太大反应,家人也就没太在意。

而此次影像检查显示，彤彤颅内血管动脉段细小狭窄，医生判断，头部受伤形成血栓阻塞动脉，可能是造成此次中风的原因。

儿童中风及早治疗至关重要。儿童中风的主要症状是肢体活动受限，其次为惊厥和意识障碍，家长如果发现儿童的一侧肢体灵活，另一侧不能活动，出现偏瘫、动作不协调等异常，应尽快去医院就诊。

096

孩子在家突发哮喘，除了送医院，还能做什么？

然然最近精神状态不是很好，老是嚷嚷着说喘不上气来，好几次要求别人打开窗子。这一天开始大哭大闹，呼吸困难，并带有尖音调的哮鸣音，不能平卧，咳嗽、咯痰、胸痛，发作 1 个多小时，才逐渐平静下来。家长带去儿童医院一检查，原来是哮喘发作了，医生给孩子开了治疗哮喘的常备药品，又告诉家长哮喘的一些注意事项。哮喘源是什么呢？然然妈想了半天，猜测可能与家里新买的羊毛地毯有关。

哮喘，是支气管哮喘的简称，支气管哮喘是儿童时期最常见的慢性呼吸道疾病之一，常常在夜间和清晨发作或加剧。患儿多有反复发作史，或有粉尘螨、花粉、牛奶、鸡蛋、鱼虾等过敏原接触史。多数孩子可以自行缓解或经过治疗缓解，不过哮喘有时非常凶险，也是猝死的重要原因，千万不能因为症状缓解就不当回事。

支气管哮喘可由以下症状判断：患儿早期可出现喉痒、干咳等前兆，随后多突然发生呼吸困难，尤其是呼气费力，呼气性呼吸困难是哮喘的特征性表现。病人被迫保持端坐位，烦躁不安、口唇青紫、有窒息感，不用听诊器也可以听到明显的哮鸣音，伴有心率增快。严重时，呼吸抑制、哮鸣音减弱或消失、血压下降、意识丧失，甚至迅即死亡。

如果孩子在家中出现哮喘症状，或者哮喘发病较急，情况严重，可以采取以下措施：

（1）安慰孩子，消除紧张、焦虑、恐惧情绪。

（2）让孩子取前倾坐位或半卧位，保持舒适姿态。及时清除呼吸道分泌物，鼓励孩子自己咳嗽排痰。

（3）有条件的话给予持续低流量吸氧，尽快改善孩子缺氧状态。

（4）使用沙丁胺醇气雾剂（也叫"舒喘灵"或"喘乐宁"）。本药是目前较安全、最常用的平喘药。气雾吸入 0.1 ~ 0.2 毫克 / 次（只喷 1 ~ 2 下），必要时每 4 小时重复一次。家长对沙丁胺醇气雾剂应有必要的了解，在医生的指导下应用，应特别注意儿童的适用剂量和方法。

（5）给予充分的饮水。

（6）清除室内可能存在的诱发哮喘发作的花卉、羽毛等物质。

（7）哮喘有时非常凶险，也是猝死的重要原因，应及时拨打急救电话120。

（8）如果哮喘病人出现呼吸道感染等情况，应明确诊断，及时治疗。

避免哮喘发生，就要了解孩子对什么东西过敏，然后应尽量避免接触、吸入及食入，减少诱发哮喘的机会；让孩子增强体质和免疫能力，在哮喘缓解期加强体育锻炼，身体健康就会减少发作的概率。

097

癫痫发作，是否应该按住患者？

　　小军之前有癫痫症状，但是一向控制得很好。这天上课突然意识丧失，四肢强直性抽搐，口吐白沫，双眼向上凝视，肢体抽动，呼之不应。由于家长事先交代过，老师了解小军的情况，于是告诉同学们不要惊慌。他怕小军受伤，就一直按住他，又怕他把舌头咬伤，所以尝试将一条毛巾塞进他嘴里，但是没有成功。

　　癫痫是大脑神经元突发性异常放电，导致的大脑功能短暂障碍的一种慢性疾病。由于其突发性和反复发作性，给人的感觉十分可怕。

　　遇到癫痫患者发作，我们急救医生一般会怎么处理呢？我一般会把他的衣领松一松，并注射地西泮，等他发作停止以后，病情稳定了，再送去医院。不过一般人肯定不具备注射地西泮的条件，也不会随身携带着，这时候能做的就是给癫痫患者松开衣领，确保他气道畅通，注意不要强行约束患者，任其抽搐，并赶紧拨打急救电话。在发作停止以后，让患者采取稳定的侧卧位，等待急救车的到来。

　　针对小军这个病例，这位老师的做法是不对的。癫痫发作时不要按住病人，因为病人抽搐的力量很大，用力按住病人，可能会使肌肉拉伤，甚至骨折。怕把舌头咬坏，拿毛巾垫在小军的上下牙齿之间的做法也不提倡，这在实际操作中非常难实现，患者发病时牙关紧咬，根本塞不进去东西。如果强行往嘴里塞，很有可能损伤牙齿，甚至塞入的物品又被吸入气道，造成窒息而危及生命。

作为家属或亲友、同学、老师，看到患者状况突然不好了，应立即上前抱住患者，把他慢慢放在地上，这样可以避免摔伤。癫痫发作本身对患者可能不会造成太大的影响，反而是摔倒的那一瞬间，可能会造成各种各样的外伤。

孩子身心健康是每个家长的心愿，如果孩子得了癫痫，父母都会很苦恼，甚至无法接受现实，既忧心眼前孩子发病造成的痛苦，又担心留有后遗症影响孩子的将来。然而，父母的一举一动都被孩子看在眼里，你的消极态度会转化成孩子的心理负担。要知道，大多数癫痫是可治的，而且如今治疗水平不断提高，作为父母，只要乐观地看待一切，帮助孩子积极配合治疗，就能够帮助孩子摆脱困境，早日痊愈。

孩子得了癫痫，作为家长具体要怎样做呢？

首先要带孩子到神经科或小儿科找专科医师看病，确认病情，明确治疗方案。抗癫痫治疗是一个长期的过程，不能指望立竿见影，常用的抗癫痫药一般都是通过稳定的血药浓度起作用的，漏服一次会使血药浓度产生波动，就有可能引起癫痫发作，若想完全彻底地控制癫痫不复发，按时、有规律服药是成功的关键。

尽量让孩子上普通的幼儿园和小学，与正常同龄儿童一起学习、生活，保证正常的运动，包括上操、上体育课、参加郊游等，只要是医生允许的就尽量参加。癫痫儿童对饮食没有什么特殊要求，注意不要暴饮暴食即可。

告诉孩子得了癫痫并不可怕，为孩子也为自己树立战胜病魔的信心，告诉孩子发作控制良好的癫痫病人可以学习、工作，甚至结婚生子。

平日避免癫痫发作的诱发因素，让孩子避免情绪激动、过度劳累、强光刺激，注意休息。孩子上学时要给校方提供病情报告、应对方法等，最好准备一张小卡片，写明孩子患有癫痫，以及孩子家长的单位地址、电话等信息，以便突然发作的时候能够得到在场的人的帮助。

098

孩子撞到头，需要叫救护车吗？

奶奶带乔乔去小花园玩，乔乔忙着追小朋友，没看脚下，从台阶上摔了下去，脑袋上磕了一个小包块，不一会儿肿了起来。孩子哇哇大哭，奶奶心痛不已，又不知道会不会有更严重的后果，比如脑震荡，孩子还小，身体症状也表述不清，奶奶十分担心。保险起见，家长将乔乔带到医院检查后方才松了一口气，只是头部血肿。

孩子小或者贪玩、淘气，很容易磕碰到自己的头。撞到头得采取什么样的急救措施？要根据伤情区别对待。

家长要做的第一件事就是稳定住孩子的情绪，冷静地查看伤口。

如果只是眼冒金星，感到疼痛，没有其他情况，说明伤情并不严重，休息一下即可。

如果伤口流血，需要清洗伤口，上药。处理前需要先止血。头皮血管丰富，受伤时不容易找到出血点，用手指压迫出血点一侧皮肤或压住伤口周围皮肤，均可止血。

如果头部有肿包，出现青紫、肿胀，马上用冰袋冷敷，可以使局部血管收缩，减少出血和渗出，从而减轻肿胀和疼痛。

如果出现短暂性昏迷、逆行性遗忘（不能回忆起当时受伤的情况）以及头痛、恶心和呕吐等症状，但生命体征正常，可判断为脑震荡。它是较轻的一种脑损伤，经休息后大多可以好转。

如果孩子的意识清醒，在受伤后立刻哭出来，一般问题不大，但也应警惕迟发昏迷。如果孩子当时就昏迷了，应立即拨打急救电话。如果孩子后来睡觉了，应每1～2小时将其叫醒一次，如果发现叫不醒，马上让孩子侧卧，防止窒息，并立即拨打急救电话。

当孩子被撞到头颅出现凹陷时，应考虑颅骨凹陷骨折的可能，立刻叫救护车！

注意，头部受伤常常伴有颈部受伤或颈椎受伤，所以移动伤者时，要正确固定住伤者颈部。

099

胳膊脱臼, 为什么不要尝试自己复位?

周末, 爸爸妈妈带着乐乐去游乐场, 孩子吵着要买糖吃, 爸爸嫌对牙不好, 拉起孩子就走, 孩子耍赖不走。此时只听"咔嗒"一声, 坏了, 孩子的胳膊肘"错环"了, 孩子立马哇哇大哭起来。乐乐胳膊脱臼后, 呈半弯曲状, 不敢上举, 也不敢动。当妈的心疼得不得了, 一边骂老公, 一边赶紧去医院, 由医生恢复原位。

这个胳膊肘错环, 学名叫桡骨小头半脱位, 是婴幼儿常见的肘部损伤之一。发病年龄 1 ~ 4 岁, 其中 2 ~ 3 岁发生率最高, 男孩比女孩多, 左侧比右侧多。

孩子骨骼发育不完全, 很容易脱臼, 损伤原因主要是上肢被牵拉或肘部扭伤, 日常生活中大人牵拉孩子胳膊上下台阶时最易发生, 国外又叫"牵拉走肘"。除了刚才提到的那种情况, 像双手牵拉幼儿腕部走路时幼儿跌倒, 穿衣服时由袖口牵拉幼儿腕部, 在床上翻滚时, 身体将上肢压在身下, 迫使肘关节过伸等, 都可能发生桡骨小头半脱位。

判断桡骨小头半脱位可以从这几方面观察:

(1)受伤后幼儿哭闹, 上肢不愿抬高、活动, 不愿他人触碰肘部。

(2)受伤的上肢稍微屈曲, 略转向前。

（3）肘关节无明显肿胀、畸形，但肘关节外侧有明显压痛。

对于胳膊脱臼，急救复位治疗并不复杂，一般复位时不须麻醉，大家可能见过医生往上一托，关节就复位了，孩子的胳膊就没事了，似乎很轻松。但实际上，医生这手上的功夫不是一天两天就能练出来的，家长可千万别给孩子瞎试。

医生的复位方法是这样的：先安抚好幼儿情绪，一手握孩子肘部，拇指压在桡骨小头外侧稍前方的位置，另一手握住孩子受伤的腕部；保持这样的姿势后，握住孩子手腕的手稍做外旋，握住肘部的手拇指用力按压的同时将前臂略做牵引，并反复前后旋转。必要时可伸屈肘关节 2 ~ 3 次。如听到轻微弹响，孩子活动肘关节灵活且不再哭闹，说明复位成功。

复位后用三角巾悬吊 1 ~ 3 周。如活动时疼痛或复发，宜于屈肘 90°的角度用石膏固定 2 周。

注意，发生桡骨小头半脱位后勿再提拉孩子手臂，防止复发。4 ~ 6 岁后桡骨头长大，就不易脱出了。

100

竹签穿入孩子头颈部，
能不能自行拔出？

4 岁小女孩菲菲吃完烤串后，没有扔掉签子而是拿在手里玩。突然，她被一起玩耍的小伙伴从身后撞了一下，摔倒扑向地面，舌头被烧烤签子直接贯通刺伤，直刺向脊髓的方向，10 厘米的签子只剩一个头在外面，到儿童医院后，已经全部刺入舌内。为明确签子与动脉脊髓的位置关系，医生安排了核磁共振的检查。核磁的检查结果让所有人大舒一口气，竹签与动脉擦边而过，相隔不到 1 厘米。尖端虽然插入较深，但没插进脊髓。耳鼻咽喉头颈外科主任为孩子做了手术，拔出竹签只用了几秒。

除了吃烤肠和肉串，糖葫芦的竹签刺伤孩子的事情也时有发生。这样的针状、条状锋利物体刺伤在耳鼻喉科很常见，2 ～ 7 岁是异物伤害高发阶段，学龄前儿童缺乏安全防范意识，一旦家长照顾不周，孩子在嬉笑打闹和奔跑时很容易造成伤害。

发生类似的铁签、竹签刺伤孩子头颈部伤害时，在将孩子送往医院之前我们如何急救？

首先不要让伤者活动，千万不要拔出签子。头面部有大动脉和各种血管分布，假若异物在动脉处，随意拔出会造成血液喷涌，止血不及时会失血过多，造成严重后果。

应尽量采取固定措施，使签子相对稳定，防止大出血或加重损伤。可在签子两侧各放一卷绷带（或将毛巾等物卷紧），再用绷带做"8"字加压包扎，也可在三角巾折叠成的条带中间剪一大小适当的豁口套住异物，再做加压包扎。

刺入身体的签子如果已经拔出，应立即压迫出血部位、加压包扎，必要时结扎止血带。

处理好之后立即把孩子送往医院。如果当时情况紧急，立即拨打急救电话。

在做这一切工作的同时，家长要保持冷静，安抚孩子情绪，使之平静下来，父母的恐慌容易引起小孩子的焦虑与哭闹。

这样的事例也为家长们提了个醒：吃带签子的食物，等孩子第一口吃完就马上把外露的尖儿撅断。吃的时候，让孩子不要走动，更不要边吃边玩。吃完后马上扔掉签子。

101

带孩子乘扶梯，有哪些注意事项？

"六一"儿童节这天，在某商场四楼影城下往三楼的手扶梯上，淘气的朋朋逆向而上，在扶梯口突然摔倒，右胳膊卷入正在运行的扶梯内，顿时血肉模糊。工作人员立即按下扶梯的紧急制动按钮，消防人员赶到后救出朋朋，只见孩子的右上臂到肘部位置只有皮肉连接着，安保人员即刻将朋朋送往医院。

孩子的断臂再植手术一共进行了 8 小时，幸运的是手术比较成功，断裂的血管及神经也全部接好，但以后孩子手臂功能可能会受到影响。

这是一起值得所有家长警惕的悲剧。近年来，经常看到电梯夹伤幼童的新闻，有一些事故是由于电梯的质量和维护问题，需要追究责任、排查隐患。可是还有一些，却是因为家长的疏忽。

所以，带孩子，特别是年纪较小的孩子乘坐手扶电梯时，家长要做到：

（1）千万不要让孩子单独乘扶梯，而且不要让孩子在扶梯旁玩耍。乘扶梯时，让孩子站在自己的身体前方，并面向电梯运行的正前方，保证孩子在视线范围之内，一旦孩子做出危险举动（玩弄扶手、齿板，将头伸出扶梯外），第一时间制止。

（2）乘扶梯的时候，不要做玩手机等分心的事情，要时刻看好孩子。

（3）不要在扶梯的进出口处停留，临近进出口处应当提高注意力，引导孩子安全出入。

（4）出行前，不能给孩子穿过长、容易垂地的衣物以及洞洞鞋等。

（5）如果孩子比较小，还是抱着吧！

（6）一旦出现危险情况，千万不能慌乱！在电梯进口处靠近地面的地方有紧急制动按钮，按下该按钮，电梯就会停止运转了。并立即告诉商场人员，及时拨打120。

此外，要让孩子从小就树立急救观念和安全意识。告诉他们，乘坐电梯时要注意这样几件事：

（1）不要踩在黄色安全警示线以及两个梯级相连的部分，以免脚被卷入缝隙。

（2）上扶梯时，要注意自己的鞋子及衣服，不要碰到围裙板和齿板，衣服过长可以提起来，以免不注意被卷入扶梯当中。即使鞋子和衣物被卷入，不要急忙拿手去扯，以防手被卷入，要赶紧告诉爸爸妈妈。

（3）不能在电动扶梯上随意走动、跑跳、蹲坐，不然很容易摔跤、跌落，尤其是扶梯进出口处，更不应嬉戏逗留。

（4）不要将头部、四肢伸出自动扶梯之外，不然会很容易撞到天花板或相邻的自动扶梯等障碍物。

（5）千万不要攀爬扶梯的扶手部分，以免跌落。

102

鱼肝油吃多了也会中毒吗?

2 岁的楠楠家里来了小伙伴,他高兴得不得了,拉着小伙伴在屋里跑来跑去,两个妈妈就在一旁说话。客人临走时,楠楠妈发现放在桌上的多半瓶鱼肝油竟然被两个孩子吃光了。两个家长有些担心:虽说鱼肝油是营养品,但是两个孩子还小,一次服用这么多会不会有副作用,会不会中毒呢? 想来想去还是有些不放心,带着孩子去趟医院。到了医院,初步检查没有大问题,医生让回家密切观察,两个妈妈这才放心。

鱼肝油是一种补充维生素的产品,可以增强免疫力,促进钙磷吸收,维持正常代谢。虽然它确实是好东西,但也不是多多益善,它的主要成分是脂溶性维生素 A、维生素 D_6,维生素 A 和维生素 D 吃多了是会中毒的,这样的实例很多。婴儿维生素 A 中毒多因家长爱子心切,给孩子一次大量服用或长期过量服用鱼肝油所致。个别是因小儿年幼无知,自己一次性大量误服而引起。

维生素 A 急性中毒可表现为呕吐、烦躁、嗜睡等。慢性中毒表现多样,如食欲减退、体重不增,偶有低热、腹泻,皮肤脱屑,口唇皲裂,严重者可出现骨骼异常、易出血等。

维生素 D 中毒的早期症状是厌食,随后出现体重减轻、精神不振、低热、恶心、呕吐，严重者可出现顽固性便秘、嗜睡、表情淡漠。家长发现后应注意其精神状态，有无腹泻、呕吐、嗜睡、尿多、皮疹，可带孩子去医院检查血常规、肝功、肾功、血离子、血糖。如果这些都正常，应没有太大问题，不必处理，注意观察即可。如有症状及时就医，以便医生尽早治疗高钙血症、出血等紧急情况。

如有症状，4 小时之内发现的，可以催吐洗胃，加速药物排出；如已经超过 4 小时，则需要灌肠，应去医院交由医务人员处理。

其实补充维生素 A 和维生素 D 不一定非得服药，植物含有的胡萝卜素进入体内，可经肝脏转变为维生素 A，维生素 D 可通过动物性食物中的肝脏、蛋黄、奶油、鱼和鱼卵补充。常晒太阳可以帮助机体产生更多的内源性维生素 D。

103

打破水银体温计会导致
汞中毒吗？

　　这两天，婷婷因为感冒引起扁桃腺发炎，躺在床上休息，妈妈给她量体温，38.8℃。量完后她把水银体温计放在了枕边，迷迷糊糊中婷婷将体温计打破了，水银滚到了床和枕头上。过了一会儿妈妈才发现，赶紧把碎玻璃和水银收拾掉。她有些担心，水银可是有毒的，蒸发的水银会不会被婷婷吸入肺里？本来发烧就把孩子折腾得够呛，再发生汞中毒可就更糟糕了。去医院检查，医生诊断婷婷没有异常。

　　一支水银体温计中的汞含量是0.5克左右，通常摔碎后不会导致严重的汞中毒现象，只有短时间内吸入大量汞蒸气（大于1.0克/立方米），才会导致急性汞中毒。在实际生活中，水银体温计打碎后水银并不会全部瞬间挥发，房间也不可能密不透气。

　　日常生活中，使用除草剂、过量服用朱砂等含汞药物都可能导致汞中毒，给身体造成危害。一般在化工厂等场所的职业性汞中毒才有可能造成严重危害。汞中毒有两种方式：一种是经呼吸道吸入汞蒸气或气溶胶；一种是误服大量汞引起的急性中毒。经皮肤吸收引起的职业性汞中毒比较少见，但是皮肤破损或溃烂时吸收量会增加。

　　吸入汞中毒可出现发热、头晕、头痛，伴发皮疹，出现化学性急性支气管炎、间质性肺炎、肾病综合征，严重的会出现呼吸衰竭、急性肾衰竭或精神障碍；口服汞中毒通常在服后几分钟或十几分钟就引起急性腐蚀性口腔炎和肠胃炎，口腔和喉咙会感到灼痛，出现恶心、呕吐、腹痛、腹泻，呕吐物和粪便中有血性黏液和脱落的坏死组织，伴有周围循环衰竭和胃肠道穿孔，之后可发生急性肾衰竭、肝损害。

吸入汞中毒患者要迅速脱离现场至通风处，换掉被污染的衣物，静卧、保暖，有条件的话吸氧。

口服汞中毒患者需要洗胃，可用碳酸氢钠溶液或温水洗胃催吐，再口服牛奶、蛋清、豆浆吸附毒物。不要服用盐水，否则会增加汞的吸收。昏迷抽搐患者要及时清除口腔异物，保持呼吸道通畅。做好这些措施的同时要立即拨打急救电话，将患者送往医院做驱汞治疗。

对于婷婷这样的情况，可以这样来处理：

水银容易挥发，一旦温度计打破，要及时打开窗户长时间通风，可利用风扇、排气扇等排风装置，加速排出空气中的汞蒸气。

戴上防护手套和口罩，用棉签把水银收集起来，抓紧时间放入封口的瓶子里面，加点水稀释。收集好的水银千万不要倒入下水道，如果水银渗入地下水，人们饮用了含有重金属的水，就会危害人体健康，最好将水银收集起来交给有关部门处理。

清理时注意不要用吸尘器，吸尘器会把水银吹到空气中，加速水银的挥发。也不要用扫帚，扫帚会打散水银，导致水银球到处滚动，难以清理。

104

误食厨卫洗涤剂有危险吗?

妈妈带着乐乐去一家餐厅就餐,用完餐准备离开时,乐乐却突然哭了起来,嘴边上还冒着白色泡沫。经大人们询问,孩子指着一瓶"脉动",称自己喝了瓶中的东西。乐乐妈妈说:"他特别喜欢喝这种饮料,那个瓶子里面装的是淡绿色的液体,看起来明显不对头,我们看了之后发现是洗洁精。"随后,乐乐妈妈和餐厅工作人员立即将乐乐送往医院急救。

到急诊科,医生检查发现孩子的心肌酶谱较高,有心肌损伤的可能。不过乐乐没有其他异常表现,回家后状态平稳。

洗涤餐具、蔬菜、水果的洗涤剂较易被误饮,其成分主要是碳酸钠、多聚磷酸钠、硅酸钠和一些表面活性剂,碱性强于洗衣粉,因其碱性强,对食道和胃破坏性较大,误服后果较严重。误饮后应立即内服约200毫升牛奶或酸奶、水果汁等,同时可给予少量的食用油,缓解对黏膜的刺激,并送医院救治。一般说来,不宜催吐和洗胃。

厨房、卫生间还可能有其他常用的洗涤剂、消毒剂等,也常被淘气的孩子误食,根据成分不同,救护的方法也不同。

洗衣粉的用途最广,也极易被误食,特别是小孩子出于好奇常会误食。洗衣粉的主要成分是月桂醇硫酸盐、多聚磷酸钠及荧光剂,人服后可出现胸痛、恶心、腹泻、吐血和便血，并有口腔和咽喉疼痛。误食洗衣粉后应尽快催吐，催吐后可内服牛奶、鸡蛋清、豆浆、稠米汤。

洗衣液等弱碱性或中性洗涤剂基本上没太大的毒性，如果孩子喝得不多，一般没什么影响，可以催吐，让孩子吐出来，或者多喝水，增加尿量，促进排泄，排出来就好。

强酸性洗厕剂极少会发生误服，大多是故意服用。这类洗涤剂，液体多用盐酸、硫酸配制；粉末多用氨基磺酸配制，它易溶于水，也是强酸性的。服用这些强酸性的洗涤剂极易造成食道和胃的化学性烧伤，治疗较困难。如果出现口腔、咽部、胸骨后和腹部剧烈灼热性疼痛、呕吐物中有大量褐色物以及黏膜碎片等症状和体征，应警惕强酸性洗涤剂中毒，马上口服牛奶、豆浆、蛋清和花生油等，保护胃黏膜，并尽快前往医院就诊，切忌催吐、洗胃，以免造成二次伤害。

如果误服洁厕灵等碱性很强的毒物，立即让孩子喝醋、柠檬汁、橘子汁等来弱化碱性。

84消毒液是一种以次氯酸钠为主的高效消毒剂，味道很不好，孩子不会误服得太多，一旦发现误食应立即让孩子喝下大量的牛奶，最大限度地保护消化道。如果食道、胃部不适，及时就诊。

尽管有应对措施，但还是要奉劝各位家里孩子小的家长：为了安全起见，千万不要把药品、清洁剂、消毒剂等非食用性的液体放在孩子容易拿到的地方，更不能放在食品容器里面，一定要放在孩子够不到的地方，最好集中锁起来，使用的时候再拿出来，避免孩子误服。

105

啃铅笔会铅中毒吗?

晚上学习时，妈妈发现盛盛一直在啃铅笔，她想这可不是个好习惯，就吓唬他说:"不许吃铅笔，铅笔铅笔，里面含铅，铅是有毒的，你老吃，就会影响发育，将来你要比别的小朋友矮很多，也没别人聪明，如果中毒严重会死的!"盛盛一听害了怕，隔了一会儿，因为心理作用，他觉得自己的肚子真的疼了起来。

铅笔虽然名字中有"铅"，但是里面的笔芯其实是石墨做的，不会导致中毒，倒是外边那层漆皮，颜料中可能含有微量的重金属或其他有害物质，不过也无大碍。

我们平时吃的用的东西有很多是含有铅元素的，比如爆米花、松花蛋、膨化食品、烧烤、喷洒过杀虫剂的蔬菜水果、含铅餐具、化妆品、饰品等，这些容易造成铅中毒。经常从事金属冶炼工作，或者在路边工作的人员也容易铅中毒。还有一种情况不容忽视，就是工业污染和汽车尾气中的有害物质。

铅中毒的临床表现是什么?

轻度中毒:可出现面色苍白、心慌气短、脉搏增快、恶心呕吐，呕吐物常呈白色奶块状(铅在胃内生成白色氯化铅)，食欲不振、口腔有金属味、腹胀、腹痛、便秘、头痛、头晕、流涎、失眠，还可出现腰痛、下肢浮肿、血尿等。

重度中毒：可出现烦躁不安、共济失调、斜视、谵妄、抽搐、昏迷，可发生肝大、黄疸、少尿或无尿、循环衰竭等，少数有消化道出血和麻痹性肠梗阻。

发生急性铅中毒的急救方法：

把中毒患者转移到空气新鲜、流通处，并脱掉被污染的衣物。

口服中毒者，可立即给予大量浓茶或温水，刺激咽部以诱导催吐，然后准备牛奶、蛋清或豆浆供其饮用，以保护胃黏膜。

对腹痛者可热敷或令其口服阿托品 0.5 ~ 1.0 毫克。

对昏迷者应及时清除口腔内异物，保持呼吸道通畅，防止呕吐物误入气管或呼吸道引起窒息。

处理完毕后，应立即送医院抢救，以免耽误时间，危及患者生命。

106

误食老鼠药，需要洗胃吗？

暑假里花花没人照看，妈妈就将她送到农村的奶奶家。没住几天，花花就得了重病，全身多处出现瘀点瘀斑，牙龈出血不止，送到医院后，医生诊断为凝血功能障碍。经取患儿血样和尿液样品检测发现，花花血液、尿液中均含有抗凝血灭鼠剂。原来奶奶家中囤积有夏粮，为了不让老鼠吃粮食，奶奶购买了多包鼠药投放在家中多处角落，结果老鼠没见少几只，孩子却中毒了。所幸发现及时，经过对症治疗后，花花康复出院。

目前市场上常见的老鼠药有好几种，每一种中毒的症状也不一样。

"敌鼠"：属抗凝血型杀鼠剂，又名野鼠净、鼠克命、双苯杀鼠酮，系淡黄色无味结晶粉末。此类药物主要干扰肝脏对维生素 K 的利用，抑制凝血因子，影响凝血酶原合成，使凝血时间延长，还有破坏毛细血管壁的作用。中毒后的症状一般为恶心、呕吐、腹痛、食欲减退、头晕、乏力等，还会出现牙龈出血、鼻出血、咯血、呕血、黑便、尿血、阴道出血、皮下出血。严重者可发生失血性休克、颅内出血、眼底出血。

"磷化锌"：灰黑色粉状或块状物，不溶于水和酒精，在空气中不断放出磷化氢气体，有蒜臭味，但是老鼠喜欢这种气味。吸入性中毒表现为头痛、头晕、乏力、咽干、胸闷、咳嗽、恶心、呕吐、腹痛等，严重的可出现抽搐、昏迷、肺水肿、心肌损害等症状。口服中毒者表现为口腔咽喉糜烂、胃灼痛、恶心、呕吐、腹泻、便血等，呕吐物有蒜味，以后可出现神经系统及心、肝、肾等器官的损害，也可能因为循环衰竭而死亡。

"氟乙酰胺"：也叫1081，是无臭无味、不容易挥发的白色结晶，因外形和碱面、食糖、盐相似，现已明令禁止生产和使用，但是因为杀鼠效果好，仍有人偷偷生产和使用。这种药主要经肠胃吸收，在体内代谢及排泄缓慢，引起蓄积中毒。急性中毒死亡率高。

老鼠药毒性较强，误食后需要立即去医院对症用药救治。但是在去医院之前，或者等候急救车到来的时候，可先行做简单的家庭急救处理。

口服中毒者，立即、洗胃、催吐导泻。老鼠药进入消化道以后，6小时之内均应洗胃，越早越好，对于抢救起着重要的作用。

成年中毒者每次要喝300～500毫升的水，不得超过500毫升，以免胃内压力过高。小孩子没必要一次喝这么多，但也需要大量喝温开水或淡盐水。喝完水后进行催吐，吐完以后再喝水，再吐出来，反复几次，直至呕出的液体清亮透明、无色无味为止。

去医院前采集和携带病人的呕吐物或胃内首次洗出液、尿液、药瓶及残留老鼠药，以便医生掌握病因，方便医院化验室进行毒物鉴定。

如果病人已经昏迷，使其采取稳定侧卧位，以防止呕吐等原因造成的窒息。昏迷者就不要采取催吐或口服洗胃的方法了，否则可能会造成窒息。

107

儿童误服避孕药，催吐有用吗?

由于疏忽大意，琪琪妈妈把一瓶 100 粒装的避孕药放在了电视柜上。4 岁的琪琪吃过早餐后，发现了这瓶药，以为药瓶里的糖衣避孕药是糖果，就一粒接一粒地吃起来。琪琪妈妈发现时，一瓶药已经吃掉了六七十粒。虽然琪琪没什么异常表现，可是琪琪妈妈担心会影响孩子将来发育，心急火燎地把孩子抱往医院抢救。医院了解情况后，立即展开抢救。20 分钟过后，琪琪胃内容物清洗干净，意识清醒，也无其他特殊情况，大家才松了一口气。

避孕药大多由孕激素和雌激素配制而成。主要成分有炔诺酮、甲地孕酮、甲炔孕酮、氯地孕酮等，多对胃肠道黏膜有一定的刺激作用，部分种类有一定的肝毒性。避孕药有不少是糖衣片，家长如果随意放置，常被孩子当作糖果误服。

如果孩子只是误服一般剂量，多数当时不会出现什么症状，也有少数孩子可能会出现恶心、食欲缺乏、头晕、乏力、嗜睡，偶有呕吐、乳房胀、皮疹、皮肤色素斑或精神改变等症状；一次误服大剂量时，可有皮肤潮红、灼热、体温增高、呼吸及心率加速、血压升高、瞳孔散大、唇及口周发绀等症状。严重者可并发中毒性心肌炎、中毒性肺炎、酸中毒、喉头水肿、脑水肿等，甚至昏迷，直至死亡。

发现孩子误食后不要过于惊慌，如果误服的剂量不大，可以先观察孩子的症状，或采取催吐的方法让孩子尽量把药物吐出来。如症状严重或药物毒性大，孩子意识不清，那就不要催吐了，应尽早送医进行检查和治疗。

洗胃过程中，如果孩子意识清醒，要注意让他经常变换体位，一会儿取左侧卧位，一会儿取右侧卧位，一会儿俯卧，这样做的目的是把孩子胃的各个部位都洗到，减少毒物的吸收。

108

抢救溺水者，到底该不该控水？

小勇溺水后，救上岸时已经没有呼吸和心跳，众人不知道如何急救，七嘴八舌胡乱出着主意。此时一个大人说他知道一个好办法——倒背着孩子跑，让孩子把水控出来，肺里没水了，自然就有呼吸，人就活过来了，还说用这种方法救人，溺水一个小时以内的都可以救活过来。然而，愿望虽然好，但这种方法极其错误，最终孩子没有抢救回来。

"倒背着跑"救人法是绝对要制止的。

关于对溺水者最有效的抢救步骤和方法，有一个认知过程。最早的理论是"一律先控水（也称'倒水'）"，后来随着科学发展，演变成"海水控水、淡水不控水"，最近十几年的实践给出的结论则是"无论海水、淡水，一律不控水"。

最早"一律先控水"的理由是什么？在人类漫长的历史中，一直认为既然水进入了肺内，甚至进入了消化道，那控水就是理所当然、无可争议的，所以在抢救溺水者时，会把控水作为抢救的第一步。

后来"海水控水、淡水不控水"的理由则是：淡水含盐量低于 0.1%，海水含盐量约 3.5%，人体血浆含盐量约 0.9%。如为海水溺水，由于海水渗透压高于血浆渗透压，机体的水分会进入肺内，肺内的水分则会越来越多，致使肺部"淹溺"；如为淡水溺水，由于淡水的渗透压低于血浆渗透压，已经进入肺内的水分会迅速进入血液循环，肺内的水分会明显减少或消失。因此，海水溺水必须控水，而淡水溺水无须控水。

近些年，最新的"一律不控水"的理由是：

溺水者早期因喉头痉挛、声门闭锁而没有吸入水分，即使溺水者通过呼吸道吸入了水分，水分也很少，而且这些水也已经进入血液循环。

控水的实际效果很差，且容易引起胃内容物反流和误吸，反而可能阻塞气道，还可能导致肺部感染。

控水还会延误进行心肺复苏的时间，使溺水者丧失最佳抢救时机。

综上所述，大家可以深度了解为何急救的方法从"一律先控水"演变成为"一律不控水"，这也解释了网络上流传的倒背着孩子跑控水的做法为什么不对。科学在进步，知识在更新，希望大家多多宣传正确有效的急救方法，以免自误误人！

109

儿童心肺复苏和成人有什么不同？

一天，黄女士在给 1 岁多的儿子洗澡，因为家里没人帮忙，她就去帮孩子拿衣服，没想到，也就两分钟的工夫，突然听到洗澡房传来嘭的一声。她赶紧从客厅跑回去，此时孩子的头扎在水中，一动不动。黄女士赶忙把孩子抱起来，看到孩子嘴唇发紫，叫也没有任何反应，眼睛大睁又无神。她抱着孩子就赶往医院，途中不停地按压胸部。到了医院，急诊科医护人员检查发现孩子全身发绀，还有点自主呼吸，随即对他进行抢救。所幸最终孩子捡回了一条命。

溺水是 5 岁以下儿童意外死亡的主要原因之一，一两岁的孩子风险最大，因为他们已经会行走了，活动范围增大，但又不能预见危险的发生。儿童溺水事件不一定都发生在户外或游泳场馆，家里的危险也不容忽视。对孩子来说，溺亡不一定是整个人淹没在水中，即使小孩只有脸部在水面以下，口、鼻浸在水中，也有可能导致溺亡。

这起事件当中，黄女士送孩子去医院途中不停地进行胸外按压，起到了关键性的作用。

给新生儿、婴儿、儿童做心肺复苏，和给成人做心肺复苏的操作是不一样的，可以从下面几方面了解一下。为了叙述方便，我们把 1 个月以内的孩子称为新生儿，0～1岁称为婴儿，1～8岁称为儿童。

（1）判断是否存在意识的方式不同

对成年人的判断方式是轻拍患者肩膀，大声询问，通过患者的反应和回答来判断患者是否还有意识；而判断婴儿是否还有意识，要采用拍打足底、挠脚心等刺激婴儿足底的方法。判断有无心跳，对成人应触摸颈动脉；而对新生儿则触摸股动脉（腹股沟韧带的中点稍下方）或肱动脉（平时量血压的位置）。

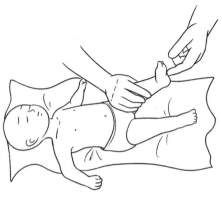

刺激婴儿足底

（2）胸外心脏按压方式不同

● **按压的位置**　成人和儿童的按压位置是两乳头连线的中点；新生儿和婴儿则是在两乳头连线中点的正下方。对成人以及8岁以上的儿童使用双掌根按压；对1～8岁的儿童，可以用单手掌根按压；对于1岁以内的婴儿，用食指和中指指尖垂直向下按压。

● **按压的深度**　成人按压深度为5～6厘米，新生儿和婴儿按压深度是胸腔厚度的二分之一或三分之一。

● **按压的频率**　成人按压频率是100～120次/分钟，新生儿和婴儿至少100～120次/分钟。

（3）开放气道方式不同

给成人开放气道时，耳垂与下颌角的连线与患者仰卧的平面应垂直；而给新生儿和婴儿开放气道时，这个角度呈 30° 即可。

（4）口对口吹气不同

对成人是口对口吹气；对新生儿和婴儿要采用口对口鼻吹气，因为婴儿的鼻子和嘴离得太近了，如果捏住鼻子的话，就没法包嘴了。可以把婴儿鼻子和嘴同时包在嘴里，然后吹气。

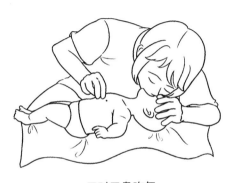

口对口鼻吹气

对新生儿和婴儿的吹气力度不能和对大人的吹气力度一样，要轻轻吹，看到患儿的胸廓稍微起伏一下就可以了。

成人、儿童、婴儿和新生儿，按压和口对口吹气的比率均为 30：2。

另外，给婴儿做心肺复苏的顺序是先做口对口吹气，再做胸外心脏按压，按 2：30 的比率进行。

110

扎入身体的玻璃片能否
自己取出?

天气一热，小区里常会有人在楼下的草坪上喝啤酒，有时候不小心打碎了瓶子，玻璃碎片散落在草坪里不容易被发现。这天，阿云小朋友不穿鞋子在草坪上跑来跑去，不小心踩到碎玻璃片，嫩白的脚丫子被划了一道很深的口子，血流如注。家长赶紧将其送到医院，最后缝了五针。

玻璃的东西最容易摔碎，碎片锋利，很容易割伤人。如果不小心被玻璃割伤，应该怎么做呢?

在取出玻璃片之前，先用流动的清水清洗伤口。

如果能够看到玻璃碎片露在外面，位置较浅就比较好办，直接拿消过毒的镊子夹出玻璃碎片即可。

如果玻璃片刺入的位置较深，则不宜取出，以免大出血。先用无菌敷料覆盖伤口，然后在玻璃片两侧各一卷绷带，再用绷带做"8"字包扎、固定，或把三角巾折叠成条带，剪开一口，并套在异物上，压紧绷带卷，系紧三角巾即可。

111

防止儿童意外伤害，生活中父母应该注意哪些细节？

一般来说，儿童缺乏生活经验，缺乏辨别能力和对危险的预见性，更加容易遭遇意外伤害，加上身体娇嫩、发育不完善，对意外伤害的承受能力也更差，所以家长们掌握基础的急救常识十分必要，更要学会防患于未然。

下面是我从事医疗急救工作 50 多年中遇到的导致儿童意外伤害的危险因素，以及远离这些因素的方法，整理出来供大家参考。

（1）室内地面最好铺木地板，如果水泥地面应铺地毯；卫生间、厨房地面应铺防滑材料。儿童的头部摔在水泥地面和摔在木地板上，结果是不一样的。

（2）房门应设计为向外开，以免将房间内的儿童推倒或撞伤，并应注意避免房门挤压儿童手指；房门不要安装弹簧合页及玻璃门。

（3）应选择四角均为圆角的家具；婴幼儿睡觉的床应有有效高度的护栏，以免跌落摔伤；不要用折叠椅，以免摔伤或夹伤儿童。

（4）桌椅不要放在窗前或阳台上，以免儿童爬上桌椅，坠落楼下。

（5）窗户、阳台、楼梯应安装安全护栏，护栏必须采用竖栏，不应设置横向护栏，护栏高度应高于 120 厘米，栏间距离不应大于 10 厘米。

（6）刀、剪等锐器应放在儿童拿不到的地方，饮水、进餐的器具不要选用玻璃、陶瓷制品，以免扎伤、割伤。

（7）小心铅笔等文具扎伤。

（8）桌面不要铺台布，以免儿童将其拉下时桌上物品坠落造成损伤，如砸伤、烫伤等。

（9）不要让儿童玩耍或食用过小、圆形或带尖、带刺、带骨、带核的物品、食品，如玻璃球、纽扣、别针、硬币、花生、瓜子、黄豆、荔枝、杨梅、杏等，以免造成气道、鼻腔、外耳道异物阻塞。

（10）药品、洗涤用品、清洁用品等，要放在儿童拿不到的地方，以免误服。

（11）装满水的浴缸、浴盆、水桶等，也可使儿童溺亡。

（12）食用羊肉串、糖葫芦等不要边走边吃，以免跌倒扎伤。

（13）不要让儿童玩塑料袋，以免套在头上造成窒息。

（14）气球爆破可伤及眼睛，气球皮可吸入气道导致窒息。

（15）远离燃放的烟花爆竹。

（16）不要让儿童随意碰触煤气灶、燃气热水器、火炉、火柴、打火机等。

（17）给孩子洗澡前，先放凉水，后放热水；澡盆周围不要放热水瓶、热水壶；成人不要怀抱儿童饮用热饮料。

（18）饮水、进食时不要与儿童嬉笑或斥责儿童，以免发生气道异物阻塞、窒息。

（19）不要让儿童躺着进食、饮水。

（20）电源插座、开关等的位置应离地面160厘米以上，避免儿童接触；电源插座上应安装插头防护罩；电线不得暴露在外；使用电风扇、电热器等，应安装防护罩。

（21）行走、上下台阶等时，不要过度牵拉儿童手臂，以免肘关节脱位（桡骨小头半脱位）。

（22）防范猫、狗等动物或昆虫抓伤、咬伤。

（23）室内、阳台、庭院不要种植有毒、带刺的植物，以免误食、刺伤。

（24）不要摆放玻璃鱼缸，以防玻璃扎伤、割伤。

（25）加强儿童交通安全意识，告诉孩子应严格遵守交通法规，不要随意穿越马路、铁路，不要在马路上追赶皮球、玩耍等。

（26）骑自行车带儿童时，注意防止足部被轮辐卷入。

（27）儿童不要坐在汽车前排；注意汽车电动窗，防止卡住、夹伤儿童；不要把孩子单独留在车内。

（28）儿童游泳，应在成人的监护下进行，并配备救生圈等必要的防护设备；农村儿童不要在河边、井边、结冰水面、化粪池旁玩耍。

（29）注意玩耍中安全。尤其男孩普遍喜欢玩"打仗"游戏，手持各种"兵器"相互击打，一不小心就会乐极生悲；另外，奔跑、跳跃、爬墙、上房、爬树等也可造成摔伤。

（30）玩弓、箭、刀、枪等玩具时，不要对着其他儿童的身体；劣质玩具也可对儿童造成伤害；选择适合儿童当前年龄段的玩具。

（31）不让儿童玩药瓶、注射器等医疗垃圾。

（32）体育锻炼时遵循运动规律，做好防护工作，注意运动安全。比如，滑轮滑时应佩戴安全头盔等护具。

（33）带儿童外出时要远离人员密集的场所，以防发生踩踏事件。

（34）不要踩踏井盖，以防井盖翻转，坠落井下。

（35）中、小学生课间休息时应遵守学校纪律，不要追、跑、打、闹；上下课、进出教室时有序出入，避免拥挤，严防踩踏事件发生。

（36）中、小学生不要打架斗殴。

（37）严禁体罚、虐待未成年人。

（38）不要让儿童单独接触陌生人。

说一千道一万，归根结底一句话，就是让家长和孩子都树立急救观念和安全意识。

8

自然灾害和安全事故：
我命由我不由天

112

高层建筑内的人，在地震中如何找到逃生之路？

2013 年 4 月，四川雅安发生 7.0 级强烈地震。许先生家位于地震震中地带，楼房在地震中发生垮塌。灾难发生时他正准备上班，由于自家楼层较高，他无法立即跑到户外空旷的地方，于是立即躲在家中比较结实的餐桌下边，抱住一个桌子腿，等待救援人员。在等待期间，他为自己留出足够的空间，保证呼吸畅通，并注意保存体力。成功获救后，许先生身上并无大碍，仅是擦伤。

通常，一次地震的持续时间一般不超过 1 分钟。地震发生的最初 10 ~ 15 秒（平均 12 秒）内是上下的纵向震动，此时相对安全，比较适合逃生。然后是破坏力极大的横向震动，建筑物倒塌大多都发生在这一时段。

地震发生时，人们从感觉到建筑物晃动到判断发生了地震，往往需要几秒时间，也就是说，留给他们逃生的时间也就剩下几秒了。尤其是居住在高层建筑物中的居民，要想在如此短的时间内跑出楼外是不可能的，即使住在低层的居民有时间逃出楼外，也容易被楼上震落的坠落物砸伤，而打开窗户跳楼更是无异于自杀。

此时最佳的自救方法是克服恐惧、就地自蔽。在寻找躲避位置时不要顾及任何财产，灾害面前人的生命是最宝贵的。如果可能，可以随手拿一瓶水和食物再行躲避，一旦被倒塌物掩埋，拥有水和食物也就拥有了生存下去的希望。

如果在房间内，应迅速打开房门，以防房门变形而不能出逃。室内避震应选择结实、能掩护身体的物体旁，易于形成三角空间的地方，或开间小、有支撑的地方。比如蹲伏在写字台、课桌、床、衣柜、冰箱等高大坚固的家具、家电旁（不是家具下）或墙角处，这些地方在房屋倒塌时会形成倒塌物砸不到的死角，人躲在这里相对较安全。找到可以躲避的地方后应蹲下或坐下，尽量蜷曲身体，降低重心；抓住桌腿等牢固的物体；保护头颈、眼睛、口鼻，可以用双手将枕头、面盆、书包等顶在头上，护住头部；不要随便点明火，甚至不能打开手机，因为空气中可能有易燃易爆气体。

卫生间、厨房、过道、储藏室也是躲避的好地点。快速关闭电源和煤气管道的阀门，然后躲在墙角。有一种说法是，在现在的建筑中，厕所四周都是隔断墙，没有主体结构，也就是说没有承重墙，如果地震将建筑震垮，躲在厕所里反而不利于救援。事实上，因为卫生间和厨房的房顶跨度较其他房间小，且有上下水管道和暖气管道穿行其间，增加了牢固性、稳定性、抗震性，不易倒塌，是可以选择的避难场所。记住：千万不要躲在阳台、楼梯和电梯内。建议了解房屋的建筑结构，比如哪些是承重墙，哪些不是承重墙，做到心中有数。

地震发生时若正在工作岗位，要迅速趴在坚固办公桌旁，或者坚固铁柜、机器旁，震后迅速撤离；在工厂上班的工人，要关闭机器，切断电源，躲避于安全处；特殊部门（水电厂、氧气厂、化工厂、核电站等）按地震应急预案中规定的专业程序运作。

在公共场所，如火车站、影剧院、教室、商场、候车室、地铁等场所的人员，遭遇地震时切忌乱跑，要保持冷静，就地择物（排椅、柜架等物）躲避，避开吊灯、电扇等悬挂物，伏而待定，然后听从指挥，有序撤离。

撤离到室外或正在室外的人员，要选择空旷地带下蹲或俯卧，降低身体重心，以免摔倒；不要盲目乱跑，避开人多的地方；不要随便返回室内。

地震时要远离高大建筑，如高楼（特别是有玻璃幕墙的建筑）、烟囱、过街桥、立交桥、水塔、桥梁、高架路等；远离危险场所及物体，如狭窄巷道、广告牌、商场的高大货架、吊车、高耸或悬挂的物体、高压电线、变压器、电线杆、路灯以及加油站、煤气站、仓库、化工厂等有毒、有害、易燃、易爆的场所。

如地震时正在行驶的公共汽车内，应抓牢扶手，以免摔倒或碰伤，随后降低重心，躲在座位附近，地震过后再下车。

113

被废墟掩埋，无人搭救，
该怎么做才能保护自己？

汶川地震发生后，5月15日早上，震中地区的汶川县映秀镇一片残垣。看到抢救伤员、清理物资的一队解放军战士后，宋小姐的父亲立即跑过去，请求他们救助自己被坍塌楼房掩埋的女儿。这天早上，宋先生听到了废墟里女儿微弱的求救声，但是由于女儿被水泥预制板等杂物压得很深，于是前来向部队求援。

官兵们立即行动，打通并拓宽了一条通往废墟里的通道。两名战士钻入这条通道，清除了宋小姐周围一切障碍物，历时6个多小时，终于将在废墟底下坚持了三天三夜的宋小姐营救出来。这是一个幸运和美丽的结局。

一般情况下，救援队不可能在地震发生后数小时内到达现场，往往错过了黄金救援时间。所以，地震发生后的自救互救愈显重要，甚至是无可替代的，对于降低死亡率意义重大。统计资料表明：被埋压人员如能在半小时内被救出，生存率为95%；24小时内被救出，生存率为81%；48小时内被救出，生存率为53%。可见，地震后及时组织自救互救是非常重要的，时间就是生命。

一次地震过后，在房屋内躲避的人员大多会被埋在废墟之中，面对黑暗、恐惧、伤痛，甚至死亡的降临，应保持镇定。1分多钟后地震停止，如发现自己被废墟掩埋，要有与死神打持久战的心理准备。具体做法如下：

（1）被困时，保持头脑清醒，设法保持呼吸道畅通，可尽快用毛巾、衣服等捂住口鼻，防止烟尘造成的窒息。

（2）尽快设法将四肢解脱出来，清理压在身上的物体，脱离危险区。一时不能脱险的，要设法加固、支撑可能坠落的重物，防止重物坠落压身，造成二次伤害。

（3）如有出血，将衣服撕成布条包扎受伤出血部位，对较严重的出血可用包扎止血法，注意每隔1小时放松止血带5～10分钟，防止发生组织坏死。

（4）不必大声呼救，因为外面的救援人员可能根本无法听到你的声音。一味绝望地哭喊只会白白消耗掉宝贵的体力，使自己的精神过早崩溃。要保持镇静，判断被埋前所处的位置，寻找求救、传递信息的办法。正确的方法是，用砖石有节奏地敲击水管、暖气管或坚实的墙壁，通过震动传导通知外面的救援者。敲击时不必太用力，这样既可节省体力，也能防止因震动引起的塌方。被埋入废墟后的精神状态很重要，顽强坚定的求生意志可以使你克服伤痛，战胜恐惧，坚持到救援人员到来。

（5）收集废墟缝隙中流下的雨水、破裂水管中的积水，甚至排出的尿液，以供饮用。人在没有食物的条件下，一般可生存7天；如果完全没有饮水，一般可生存3天，剩下的就只有耐心等待救援人员的到来了。

如何救出被困人员？

（1）倾听被困人员的呼喊、呻吟、敲物声，结合房屋结构，确定被困人员的位置，再行抢救，不要盲目乱挖乱扒，以防止意外伤亡。

（2）找到被困人员后，首先暴露头部，迅速清除口鼻内尘土，防止窒息，再暴露胸腹部以及其他部位。

（3）被困人员不能自行爬出时，不要强拉硬拖，以免造成进一步受伤。尽量用小型轻便工具，避免重型利器伤人。

（4）对于长时间埋压废墟中的人员，首先应输送饮料，然后边挖边支撑，注意保护被困人员的眼睛。

（5）及时将被救出的人员转移到安全地方。

（6）若发现一时无法救出的存活者，应留下标记，以待救援。

对于危重伤员，应该如何救护？

（1）对心跳呼吸停止者酌情做心肺复苏。

（2）对休克者，应立即止血，取平卧位。

（3）对昏迷者，应取侧卧位，以防因舌后坠、呕吐物、分泌物等造成窒息。但对怀疑有脊柱脊髓损伤者禁用。

（4）对怀疑有脊柱脊髓损伤者，要采用正确的保护、搬运方法，切忌生拉硬拽。

（5）若头、胸、腹部损伤，经必要的处理后，迅速送医院。

（6）肢体受压1小时以上并出现肿胀等，应禁止活动，立即采取肢体固定措施，注意不要过紧，以防影响静脉回流。放平伤肢，严禁热敷，可暴露在凉爽的环境中，给予碱性饮料，尽快切开减压。

114

台风袭来，躲进商场竟是最佳选择？

台风"山竹"到来前，位于广西某一座沿海城市的姜先生早早就做好了准备。他先是让家人转移到别处亲戚家中，自己则留下来加固房间门窗，准备好必需的食物、水、药品和急救必需品。由于应对得当，准备充分，姜先生和自家的房屋安然度过了这场灾难。

台风是一种破坏力很强的灾害性天气系统，造成的危害主要有三方面：

（1）大风　台风最大风力达到12级以上，可令标志牌、树木倒塌，建筑物损坏，容易砸伤人。

（2）暴雨　台风经过的地区，可能产生150～300毫米的降雨，少数台风能直接或间接产生1000毫米以上的特大暴雨，造成洪水、泥石流、山体滑坡，致使道路冲毁，桥梁坍塌，还可造成农田被淹。

（3）巨浪　台风过境时常常带来狂暴天气，引起海面巨浪，严重威胁航海安全。

对生活在城市里的居民，特别是北方的居民来说，遇到强台风的机会不是很多，但切不可依仗钢筋水泥的保护就放松警惕。台风来了，政府做好预防措施了，普通市民同样要做好准备。

（1）密切关注气象台以及电视台等媒体的相关报道，预先了解台风到来的时间、路线以及强度。

（2）住在低洼地区和简陋房屋中的人员要及时转移到安全场所。

（3）准备好食物、饮用水、常用药品等必备品，以及手电筒等应急设备，以备不时之需。

（4）检查电路、燃气等设施是否安全，清理排水管道，保持排水畅通。关好门窗，检查门窗是否坚固。

（5）将盆栽或其他杂物移至室内，无法移动但易被吹动的东西要加固。

（6）不要去台风经过的地区旅游，更不要在台风期间到海滩游泳或驾船出海。

台风来临时正好在户外，如何避险？

尽快前往坚固的建筑物如商场中躲避。不要靠近枯树、电线杆、高压塔，以免倒塌后被砸伤或触电。

开车时遭遇台风强降雨这样的恶劣天气，要注意保持车距，开启近光灯、示廓灯、前后尾灯和双闪，车速不能超过40千米/小时。注意横风，轻点刹车、微调方向，切勿急刹车、大幅度转向。如果遇到路障或洪水淹没道路，要绕道而行。不要开车进入洪水暴涨区域。尽快找地方规避，停止驾驶。车要停在空旷的停车场，谨防车辆被砸。

如果在野外，选择没有泥石流或洪水袭击危险的地方，如山坡上、岩石下躲避。遇强风时就地卧倒或将身体绑在坚固的地面附属物上，需要行进时，弯下身体减小风的阻力。尽量避免淋雨，以免体温降低，造成体力过快流失。

台风到来，因为其特有的气象现象，还要注意预防"台风病"。台风来临时，风速骤增、气温突降，人体会感觉更加寒冷，容易诱发咳嗽、感冒等呼吸道疾病，慢性气管炎、支气管炎、肺气肿患者更要注意别复发或加重病情。

台风作为一种低气压天气过程，在台风中心也就是"台风眼"处，气压常常降到900多百帕，影响人体内氧气的供应，心脑血管病或心肺功能不佳的患者会有明显的不适，也需要做好防范措施。

115

倾盆大雨，竟然会引发火灾？如何防范意料外的次生灾害？

孟女士晚上正在熟睡，忽然听到电线短路发出的"吱吱"声，随后闻到一股浓重的烧焦味。她赶紧起床查看，发现是整栋楼的电表箱使用时间久了发生故障，因雷雨天气电线短路起火，火势迅速蔓延。这是一栋门市楼，附近店铺较多，如不及时救火，后果不堪设想。孟女士立即拨打110，报告了火灾情况。接警后赶到的民警紧急疏散了附近住户和围观群众，消防队员到来后将火扑灭。

要避免暴雨雷电带来的伤害，应该注意以下事项：

在室内者应关闭门窗，避免形成空气对流，以防雷击。

如在室外，不要光脚蹚水，如果路面水很深，路面情况不明，光脚容易被一些尖锐物品扎伤。

如果水流过大，已经无法站稳，应就近抓住牢固的物体，如栏杆等，也可抓住木板等漂浮物，等待救援。

不要在树下避雨，不要使用金属伞把的雨伞，以防雷击。

远离高压电塔、信号塔等危险设施，一旦在水中感觉身体发麻，立即采用单脚站立，以免形成回路，发生触电事故。

如果有树木倒伏、树杈折断，应注意有无电线被砸断，以免发生触电。

减少电视、收音机、手机等接收信号的设备的使用，以免造成电器或数码产品损坏、触电或爆炸。

外出时最好乘公交车、地铁，会相对安全一些，不要自己开车，容易发生危险，而且容易堵车。

如果自己开车在外，应有效地控制方向盘，保持直线行驶，减速慢行；转弯时应缓慢刹车，避免急刹车，以防造成侧滑；避免在立交桥下、积水深的地方行驶，以免车厢进水，导致熄火；如果水不太深，应保持发动机的排气压力高于水压；如果水已没过车轮的二分之一，或没过排气管，则不要通过；如果水较深，要及时把车开到地势高的地方；必要时弃车逃生。

山区要特别注意防范山体滑坡、泥石流，一旦发现有发生山体滑坡、泥石流等地质灾害的可能，不要迟疑，尽快撤离危险区，并及时报告有关部门，使周围居民能及时撤离。

山区的河道、河流应注意排水通畅，注意发生洪水灾害的可能性，尽量提前搞好预防、抗灾的准备工作。

116

发生洪水，真的是越会游泳的人越危险吗？

金先生一家住在低洼地带。这天夜里，因为连降暴雨，山洪暴发。当晚两点左右，金先生正在睡梦中，突然听到一阵"哗哗"声，还没等反应过来，就被水冲进里屋，随后又被冲了出去。情急之下，他抱住门，然后踩上窗台，设法翻上屋顶。到了白天，水势丝毫没有减弱迹象，金先生冒险游泳寻求救援，被水中木桩撞断，两根肋骨骨折。

洪水泛滥，淹没农田、房舍和洼地，导致堤防决口、山体滑坡、房屋倒塌、交通损毁、通信中断、农作物绝收，因此号称自然界的头号杀手。我国是洪涝灾害频发的国家，也是洪涝灾害危害严重的国家之一，"洪水猛兽"一向被古人视为极大的祸害。

洪涝水灾对人造成的伤害主要有三个方面：

（1）淹溺　洪水灌入呼吸道、消化道，或冷水刺激可引起喉头痉挛，造成窒息，使人溺死。

（2）创伤　房屋或其他设施被洪水冲塌，水中裹挟的杂物撞到人可导致脑外伤、脊柱脊髓损伤、骨折、出血、挤压伤等。由洪水引发的山体滑坡、泥石流等，还可能将人埋压，导致各类创伤、窒息。

（3）传染病　洪水过后，被污染的水源可引起痢疾、伤寒、甲型肝炎等肠道传染病的流行，血吸虫病的感染率也会大大增加。这在以前卫生条件较差、医疗水平不足的情况下，是极大的健康威胁。

其他还有一些次生灾害，如受寒，被水中的带电电缆、倒塌电杆上的电线电击致伤，食物被水污染导致食物中毒，以及应激性心理精神损伤等。

有人说，"我不怕洪水，谁让我水性好呢，号称浪里白条，洪水来了也淹不着我。"这么想可就错了。水性好当然是好事，但是面对洪水，可千万不能把宝押在水性好上面，以至于对洪水的危险估计不足。

在洪水中逃生，可不像你在河里游泳那样轻松，更不用说大部分人只有在游泳场馆里游泳的经验了。洪水水量大，流速急，里面有你看不见的暗流以及旋涡，还要避免和漂浮物冲撞，稍有不慎就会被洪水卷走。所以千万不要尝试在洪水中通过游泳逃生。

遭遇洪水来不及逃生，要就近迅速向高处转移，如山坡、高地、楼房，或者立即爬上屋顶、大树、高墙等地方暂避。身处城市，避险时有一些地方要远离，比如危房及危房周围、高墙边、洪水淹没的下水道、马路边上的下水井和窨井、电线杆及高压线旁边。

如果洪水继续上涨，暂避的地方已难自保，就要充分利用准备好的救生器材逃生，或者迅速找一些门板、桌椅、木床、床垫等能用作救生器材的可漂浮的材料，扎成筏逃生。空的饮料瓶、塑料桶都具有一定的漂浮力，可以捆扎在一起应急。

被困在洪水中的时候该怎么办？

尽快与防汛部门取得联系，报告自己的方位和险情，积极寻求救援。

如果没携带通信工具，白天可利用眼镜片、镜子在阳光照射下的反光发出求救信号，夜晚可利用手电筒和火光发出求救信号。发现救援人员时，应及时挥动鲜艳的衣物求救。

在急速的洪流中行走时，步子要稳，找一根棍子不断探查路面，防止窨井等陷坑。当水深达到腰部以上时，不要勉强涉水。

117

火灾时也可以跳楼逃生？应该怎么做？

　　一家酒店3楼起火，并且迅速蔓延到4楼，走廊里烟雾弥漫，什么都看不清，住客们惊慌失措。看到火势猛烈，康先生担心再晚些会逃脱不掉，就打破房间的纱窗，通过窗户跳到酒店一楼餐厅旁的简易房顶上，衣服和随身物品都没有拿。虽然逃离险境，但是他的腿骨摔成了骨折。看到康先生跳楼逃生后，其他几个旅客也选择采用这样的方式逃生。

　　如果火势较大已不可能控制，此时先不要考虑灭火，应立即逃生。千万别跑到一半又返回来拿东西，这会错过最佳的逃生时机，甚至对人身安全造成极大的威胁。

　　应向起火位置的相反方向跑，比如楼下发生火灾，往楼上跑；楼上发生火灾，跑到楼下，千万不能沿顺风方向跑。逃跑时将衣服浇湿，或将棉被、毯子等浇湿后披在身上。用湿毛巾、湿衣服等捂住口鼻，既可避免或减少毒气的吸入，也可避免呼吸道烧伤。

　　如果已有烟雾，则应该趴在地上，无论移动还是原地不动时都应用手和膝盖着地。火灾中产生的烟很热，会聚集在房间的上半部，靠近地面的空气会相对洁净、清凉。保持头部离地面10厘米左右，因为塑料燃烧产生的毒气比较重，会沉淀下来覆盖在地板上方，形成薄薄的一层。

发生火灾后千万不要坐电梯，应从逃生楼梯按逃生路线迅速撤离。因为电梯是一个密闭的空间，坐电梯会有电路不稳导致电梯停运的危险，人在电梯里面还容易窒息死亡。

如果衣服已经起火，不可惊慌乱跑、用手拍打，因为奔跑或拍打会形成风势，火借风势会更大。也不要大声呼喊，以免呼吸道烧伤。应设法脱掉衣服或就地打滚，压灭火苗，及时用水浇灭或用灭火器喷灭。

逃生时，千万不要拥挤，要有次序地撤离，以免发生踩踏事件，造成伤亡。

若打算开门逃生时发现门外已经起火，则千万不要再去开门，要固守待援。利用胶带、毛巾、布条或被单等堵住门缝，以免烟雾进来。如果有水，要不断地向门窗淋水，防止大火蔓延到室内。

通过火警电话说明具体位置，即使消防车已经到窗外，也要这么做。应尽量待在阳台、窗口等易于被别人发现，并能避免烟火伤害的地方，在窗口挥动被单或颜色鲜亮的衣物，让外边的人知道有人被困。夜晚，可以用手电、照相机或手机等在窗口闪动或敲击窗框，发出求救信号。

如果在 2 楼或 3 楼，可将棉被、席梦思床垫等扔到窗外，然后跳到这些垫子上。跳时，先爬到窗外，双手扒住窗台再跳，这样可减少一人加一手臂的高度，还可保持头朝上的体位，减少内脏特别是头颅损伤。

如果是在 3 楼以上，不要随便选择跳楼逃生。可利用身边的绳索或床单、窗帘、衣服等自制简易救生绳，并用水浸湿，将绳索牢系在窗框、大型家具上，沿绳索滑到下面楼层或地面，也可利用墙外排水管下滑。

不要惊慌，不要紧张，也不要大声呼"救命"，你会因此消耗更多的氧气，并吸入过多的一氧化碳和氮气。

118

自家附近发生爆炸，如何避险？

一家生产天然气、化工产品的气化厂发生爆炸着火事故，爆炸声特别大。爆炸点方圆500米内的房屋被毁，屋顶被掀开，一片狼藉，厂区楼房受损非常严重，有的玻璃和门整个掉了下来。事故造成多人死伤。

邵先生家就在气化厂附近，但是非常幸运地没有遭受更大损失，邵先生只是左手被震碎的玻璃门窗划伤，进行包扎处理就没事了。

爆炸是一种物理或化学能量急剧、大量释放的过程，爆炸事故中，人们容易遭受到的伤害主要有冲击波伤、烧伤、中毒以及爆炸引起的玻璃片迸溅、砖石跌落导致的出血、骨折等创伤。冲击波、热力和毒气往往共同作用于人体，会引起严重的复合伤。一旦有爆炸事故发生，现场急救原则是迅速控制危险源，抢救受害人员，减少国家财产损失，组织伤员的转移和后续救治。但是对化工厂附近居民来说，当务之急是自我防护、受伤后的急救以及撤离。

怎样做才好呢？

第一，紧急避险。

在爆炸地点附近的家中，当爆炸发生时，最佳的方法是克服恐惧、就地自蔽。应选择室内结实、能掩护身体的物体旁，易于形成三角空间的地方，或开间小、有支撑的地方。比如蹲伏在写字台、课桌、床、衣柜、冰箱等高大坚固的家具、家电旁，以躲避坠落物砸伤以及冲击波震碎的玻璃碎片划伤。还应迅速打开房门，以防房门变形而不能出逃。尽量蜷曲身体，降低重心，抓住桌腿等坚固的物体；保护头颈、眼睛、口鼻。

如果在工作岗位，可迅速躲藏于坚固办公桌下，或者坚固铁柜、机器旁。不要随便点明火，甚至不能用手机，因为空气中可能有易燃易爆气体。爆炸过后迅速撤离，为防止化工厂区域内可能存在的有毒气体的污染，要向污染源的上风处跑，以免中毒。

第二，自救互救。

专业救援队以及医务人员、消防队员不可能在爆炸发生后迅即到达现场，为了争取黄金救援时间，爆炸发生后的自救互救相当重要，甚至是无可替代的。

最重要的是立即脱离中毒现场，如果发生有毒气体泄漏，立即转移到上风口、空气新鲜的地方，解开衣领，保持呼吸道顺畅，必要时有条件的可吸氧。如从污染区域离开，迅速脱去被污染的衣物，彻底清洗皮肤、毛发，用流动清水反复冲洗身体上沾染的毒性物质。如果消化道中毒，立即催吐，直到吐出的是无味清澈液体为止。如果毒物进入眼睛，切忌揉搓，也不能闭眼，立即在水龙头下面冲洗，如不见好转，立即去医院请医生处理。

若有烧伤、出血、骨折，按照前面讲过的方法进行处理。

119

防止孩子被拐卖，必须做好哪九件事？

刘女士独自一人推着婴儿车，带着不满周岁的儿子去商场购物，在等待电梯时，一名妇女突然来搭讪，夸孩子漂亮，并欲动手将孩子抱出婴儿车，幸亏孩子系了安全带，这名妇女未得逞。刘女士一看情形不对，立即上前制止，大声呼救，并报警。警察到来后将这名妇女带走了。

近几年，拐卖儿童成为社会热议的话题，我们经常听到各种类似的新闻。作为父母，一定要监护好自己的孩子，切忌以下行为：

（1）把孩子单独留在家中。

（2）在没有人陪伴或看护的情况下，让孩子自行在户外玩耍。

（3）因为有事在身，把孩子交给陌生人看管。

（4）孩子被拐后遭到歹徒的勒索，抱着侥幸心理选择与歹徒私了，或害怕撕票而不敢报案。

预防孩子被拐卖，应该这么做：

（1）让孩子牢牢记住家庭住址、父母工作单位全称、电话号码，告诉孩子迷路或被拐卖、绑架后，要找警察叔叔或打110。

（2）带孩子外出时，要随时注意孩子是否在身旁或在视线范围内。

（3）尽量不要带小孩子到人多拥挤的场所，坏人在这些地方容易趁机拐走孩子。

（4）有急事必须离开时，千万不要让陌生人照看孩子，即使照看的时间很短。

（5）每天都应留意自己给孩子穿了什么颜色的衣服，身上有什么装饰品等显著特征，以便发生事故时能随时说出孩子的特征。

（6）不要把孩子的名字写在孩子的衣服或常带的用具上，谨防陌生人声称熟悉孩子或父母，而使孩子上当受骗。

（7）如果实在忙于工作无暇照顾孩子，孩子不得不单独留守在家，一定要告诉孩子"妈妈不回来，谁来也不开"，不要给陌生人开门，更不能答应陌生人的邀请。

（8）告诫孩子对陌生人给的任何东西都别要，不能吃、喝陌生人给的食物或饮料，不能跟随陌生人去陌生的地方，尤其是对"我是你爸爸妈妈的好朋友"等说法不能相信；让孩子明确告诉陌生人，父母就在附近，或用"爸爸马上就要来接我"的话把陌生人吓走。

（9）雇保姆的时候一定要弄清对方身份，掌握准确资料。

万一孩子丢了，先不要慌，立即采取下述行动：

（1）赶紧去广播寻人。首选离家最近的广播站，比如公园、商场、游乐园、社区居委会或学校，在广播的时候，一定要把孩子的特征讲清楚，比如孩子的身高、体重、穿着，以及哪里有什么胎记等。

（2）如果丢失的孩子是一个婴儿或刚刚会走路的孩子，要马上报案，千万不能耽搁，肯定不是自己走失的，一定有人把他带走了。

（3）小学生走失的可能性比婴幼儿小很多，可以先向其同学打听孩子的下落，确认无人知道后再报警。

（4）确定孩子是被人贩子拐跑后，赶快组织家里人一块去追赶，各个火车站、汽车站都不要放过，有时候人贩子抱走小孩子后，会火速赶到火车站或长途汽车站，买了票就上车，想尽快离开当地，你的速度要是比他快，就有可能把他截住。

在公共场所，可以通过留意观察一些现象，试着识别人贩子。

看见街上有带小孩乞讨、卖艺的疑似人员，可以观察是否存在下述异常：

（1）怀里抱的孩子昏睡不醒。

（2）孩子身上有明显伤痕，正流脓或出血，没有采取任何包扎措施。

（3）将孩子放置在冰冷地面上或任其暴晒，对孩子健康不管不顾。

（4）采用铁锁、铁链等方式禁锢小孩手脚。

（5）乞讨的大人衣服整洁，怀抱或带着的小孩却浑身脏乱。

（6）一名大人带多名残疾孩子乞讨。

如果在车站或车上看见疑似人员，可以观察是否存在这些方面的异常：

（1）怀抱孩子的女子对孩子的哭闹不管不顾，长时间不给孩子喂奶和喂水。

（2）孩子一直哭闹，吵着要找爸妈，而随行大人神情紧张，表情极不耐烦，极力制止。

（3）男人怀抱小孩，没有女性陪同，表情紧张，神情可疑。

（4）男子带一名或多名妇女随行，妇女显得惊恐不安，不敢言语。

如果有这些异常情况，那你就要多注意了，可寻求公安机关的帮助。

120

遭遇绑架，有哪些自救方法？

2017 年发生的章莹颖事件曾震惊全国。当年北大硕士章小姐前往美国伊利诺伊大学厄巴纳香槟分校交流学习。6 月 8 日这天，在等公交车时，被在该校攻读博士学位的克里斯滕森诱骗上车，后被囚禁在其公寓，遭受种种非人折磨后被残忍杀害。凶手始终未交代章小姐遇害的地点和过程，美国联邦调查局调查后认定章小姐已经死亡。2019 年 7 月 18 日，美国伊利诺伊州中部地区联邦法院宣布，绑架和谋杀章小姐的布伦特·克里斯滕森被判处终身监禁且不得假释。

如果被绑架了，该如何自救呢？

若在公共场合发现受骗或受到威胁，应立即向人多的地方靠近，并寻求帮助。

如已被控制人身自由，应保持镇静，设法了解自己所处的地址及绑匪人数、口音等基本情况。

要了解绑匪的目的，故意装作顺从的样子，取得绑匪的信任，消除对方疑心，使对方放松警惕，然后寻找机会逃脱或报警。

采取传小纸条等方式向外界暗示你的处境，请求帮助，设法与外界取得联系。

不断寻找机会向公安机关报案，用拨打电话、发送短信或通过网络等一切可与外界联系的方式报警，说明你所在的地方、联系电话。

被绑匪用绳子捆绑时，要将肌肉绷紧，等绑匪离开后，就会比较容易挣脱。不同的绳子，都有各自的对付办法。塑料绳不容易打结，摩擦力也小，相对更容易挣脱；如果是胶带捆绑，可以用汗液让胶带失去黏性；如果是丝袜，可以试着在可触及的范围内找寻可用的利器钩断。

被绑时，尽量离暖气片、固定的铁管、货架子远点，防止绑匪顺手把你捆在上面，增加逃脱难度。

如果被困在后备厢里，可把汽车尾灯打碎，从孔中伸出手，向其他车辆求助。